INTUITIV – DIE ANTI-DIÄT

W0219090

POLARISE

Resi Bruch

INTUITIV – DIE ANTI-DIÄT

Fit und gesund ohne Hunger und Verbote

POLARISE

© 2020 Polarise
Ein Imprint der dpunkt.verlag GmbH
Wieblinger Weg 17
69123 Heidelberg
www.polarise.de

1. Auflage 2020
Autor: Resi Bruch
Lektorat: Steffen Körber
Copy–Editing: Irina Sehling
Cover-Foto: Tamara Thalhammer

Printed in Germany

ISBN (Buch) 978-3-947619-31-3
ISBN (PDF) 978-3-947619-32-0
ISBN (ePub) 978-3-947619-33-7
ISBN (Mobi) 978-3-947619-34-4

Das Werk, einschließlich seiner Teile, ist urheberrechtlich geschützt. Jede Verwertung ist ohne Zustimmung des Verlages und des Autors unzulässig. Dies gilt insbesondere für die elektronische oder sonstige Vervielfältigung, Übersetzung, Verbreitung und öffentliche Zugänglichmachung.

Bibliografische Information der Deutschen Nationalbibliothek: Die Deutsche Nationalbibliothek verzeichnet diese Publikation in der Deutschen Nationalbibliografie; detaillierte bibliografische Daten sind über https://dnb.d–nb.de abrufbar.

Inhalt

1

Meine Geschichte

Ich war eigentlich mein ganzes Leben lang übergewichtig. Als Kind schon eher pummelig, wurde es später in der Pubertät dann immer mehr. Spätestens als damals in den 2000er-Jahren die megaknappen Hüfthosen à la Paris Hilton angesagt waren und alle meine Freundinnen dazu die knappsten Crop Tops trugen, merkte ich, dass ich anders war. Mit über 100 Kilo konnte ich nicht in den gleichen Läden einkaufen. Ich bin nicht gerne mit zum Baden gegangen, weil ich mich unwohl fühlte. Sport und Bewegung jeglicher Art waren mir ein Graus.

Natürlich habe ich immer mal wieder versucht, abzunehmen. Teilweise, weil ich es ja selbst schon irgendwie blöd fand, übergewichtig zu sein. Na ja, und teilweise auch, weil wieder jemand fand, dass es ja so mit dem Kind (also mir) nicht weitergehen kann, es müsse abnehmen, das sei ja nicht normal. Ich war also nicht normal, okay. Deshalb wurde einiges mit mir ausprobiert. Zum Beispiel die Kohlsuppendiät. Jeder, der das schon mal ausprobiert hat, spürt wahrscheinlich schon bei dem Wort einen leichten Würgereiz. Für alle, die es nicht kennen: der Name ist Programm. Man isst eine Suppe, die weitgehend aus Kohl besteht – und das ist auch schon die Diät. Ja genau, man isst nur die Suppe, sonst nichts. Und wenn einem am ersten Tag die Suppe noch »gar nicht so schlecht« schmeckt – spätestens wenn man am nächsten Morgen aufsteht, die ganze Wohnung nach vergessenem Turnbeutel riecht und man weiß, dass das, was da so müffelt, Frühstück, Mittag- und Abendessen für den folgenden Tag sein wird, dann reicht es einem schon. Okay, du bist sicher nicht hier, um meine Hasstiraden über Kohlsuppe zu lesen. Aber wie du merkst, brachte diese Diät offensichtlich nicht den gewünschten Erfolg.

Als Nächstes versuchte man es mit einem Diätpulver, aus dem ich mir zwei Mal täglich einen Shake anrühren und zum kulinarischen Finale dann am Abend die letzte Ration in einer Schüssel Kräuterquark genießen durfte. Ich hatte Hunger, schlechte Laune und du kannst es dir denken: Außer maximal ein paar Kilo Wasser verlor ich kein Gewicht.

Ich erinnere mich auch an die damals bahnbrechende neue Diät, Trennkost. Ja, man nimmt ganz leicht ab, wenn man erst die Kartoffel isst und vier Stunden später den Spinat und das Spiegelei. Was für ein Vergnügen. Wie du dir schon denken kannst, hielt ich auch das nur ein bis zwei Tage durch. Ich versuchte es mit Light-Produkten, die damals ganz neu auf dem Markt waren – aber trotz so »tollen« Produkten wie fettarmem, geschmacksneutralem Gummikäse oder nach Chemie schmeckendem Süßstoff-Schokopudding nahm ich einfach nicht ab. Im Gegenteil: Je mehr ich das Gefühl bekam, mit mir stimme etwas nicht, und ich den Drang bekam, mich ändern zu müssen, desto mehr habe ich gegessen und zugenommen.

Nach dem Abitur zog ich von zu Hause aus und war in einer neuen Stadt. Ich ließ vieles hinter mir, aber meine ungesunden Essgewohnheiten nahm ich mit. Schlimmer noch – ich eignete mir sogar noch neue an. Ich begann, in der Medienbranche Fuß zu fassen. Lange Arbeitstage, viel Stress. Den ganzen Tag über nichts essen außer Süßigkeiten und dann um zwei Uhr nachts den Feierabend mit Pizza, Lasagne oder Pommes und Burgern einläuten, um danach noch auf ein paar süße Drinks zum Feiern zu gehen. Keine Seltenheit, sondern Alltag.

Ich lernte meinen Freund kennen und obwohl wir uns auch gemeinsam oft noch um Mitternacht eine Tiefkühlpizza in den Ofen schoben, gab es immer öfter auch frische, selbstgekochte Mahlzeiten. Weil ich mir irgendwann blöd vorkam, dass mein Freund so gut kochen konnte und mein Kühlschrank meist nicht mehr als Ketchup und TK-Gerichte hergab, fing ich langsam an, einfache Rezepte auszuprobieren. Ich war glücklich und zufrieden mit meinem Leben wie niemals zuvor. Und trotzdem hatte mein Übergewicht zu dem Zeitpunkt recht ungesunde Ausmaße angenommen. Ich war Anfang 20 und hatte einen besorgniserregend hohen Blutdruck.

Eines Tages war ich bei meiner Ärztin und diese nahm kein Blatt vor den Mund. Ich war erst etwas sauer und empört, wie sie mit mir redete und mir Angst machte, wie meine vermeintliche Zukunft aussehen würde. Ich fragte mich, was der bloß einfällt, und war mir sicher, dass ich da nicht mehr hingehe. Als ich dann auf dem Weg nach Hause in der U-Bahn saß, kamen mir aber doch ihre Worte immer wieder ins Gedächtnis. Bluthochdruck und die damit verbundenen Krankheiten lagen bei mir in der Familie, ich konnte die von der Ärztin prophezeite Zukunft also quasi vor mir sehen. Und plötzlich machte es klick. Die Ärztin hatte tatsächlich Recht, so ging es nicht weiter. Ich fuhr nach Hause und verkündete meinem Freund, dass ich jetzt abnehmen werde. Er nahm mein Vorhaben natürlich zunächst nicht so ernst und dachte sich wahrscheinlich, dass es sich morgen sicher schon wieder erledigt hätte.

Ich hatte damals absolut keine Ahnung von Ernährung, Kalorien, Makro- oder Mikronährstoffen. Heute weiß ich: Genau diese Unbedarftheit war mein Glück. Ich begann, ganz intuitiv mit dem zu arbeiten, was mir logisch und naheliegend erschien: Anstatt Süßigkeiten gab es Obst zum Nachtisch. Auf Fleisch hatte ich schon immer gerne verzichtet, deshalb gab es einfach mehr Gemüse. Auch Fett und süße Getränke reduzierte ich. Und siehe da, die Pfunde purzelten so unglaublich schnell und ohne dass ich mich groß anstrengen musste. Irgendwann unterhielt ich mich mit einer Arbeitskollegin, die sehr schlank war. Sie machte mir ein Kompliment zu meiner Gewichtsabnahme (zum damaligen Zeitpunkt waren es glaube ich bereits um die 15 Kilo) und fragte, was ich gemacht hätte. So kamen wir ein bisschen ins Gespräch. Sie meinte, dass sie das nicht schaffen würde, so ganz ohne Süßes, und erzählte mir von ihrem Schokokuchen am Vortag und ihrem üppigen Frühstück am Morgen. Ich fragte sie, wie sie es denn trotz dieser Dinge schaffe, so schlank zu bleiben. Und sie antwortete wie selbstverständlich, dass sie einfach nur dann esse, wenn sie wirklich hungrig sei, und nur so viel esse, bis sie satt sei. »Aha, so einfach also«, sagte ich und dachte nicht weiter darüber nach. »Wahrscheinlich hat sie einfach einen guten Stoffwechsel und kann alles essen, ohne zuzunehmen, aber dieses Glück habe ich ja leider nicht«, dachte ich mir und tat es ab. Erst Jahre später sollte ich erkennen, dass genau diese banale Aussage der Schlüssel zu einer langfristig gesunden und intuitiven Lebensweise ohne Verzicht und Verbote ist.

Ich blieb bei meinem relativ einfachen und naiven Ernährungskonzept, die Pfunde purzelten weiter und ich war einfach glücklich in meinem Leben. Heute weiß ich, dass ich nicht plötzlich glücklich war, weil ich abgenommen hatte. Ich hatte überhaupt erst Gewicht verlieren können, weil ich in einer weitaus glücklicheren Ausgangssituation war als in meinem ganzen bisherigen Leben davor. Aber dazu später noch mehr.

Und obwohl ich immer weiter abnahm, sich meine Blutdruckwerte mittlerweile im Normalbereich befanden, hatte ich immer wieder mit gesundheitlichen Problemen zu kämpfen. Ständig quälten mich Verspannungen, eingeklemmte Nerven und Rückenschmerzen. Nach unzähligen Spritzen wurde mir Physiotherapie verschrieben, ich freute mich auf Massagen und bekam stattdessen … Sport. So hatte ich mir das nicht vorgestellt, ich hatte doch Schmerzen, wie soll man denn da noch Sport machen? Aber die nette Physiotherapeutin blieb eisern: Gerätetraining, Crosstrainer und ich schwitzte und strampelte. Ob ich denn in meinem Leben schon mal Sport gemacht hätte, fragte sie mich eines Tages und ich verneinte. Sie schlug die Hände über ihrem Kopf zusammen und erklärte mir, wie wichtig eine kräftige Muskulatur sei und dass ich nicht umhinkommen würde, Sport zu treiben, wenn ich die Verspannungen langfristig besiegen wollte. Ich nahm also brav meine Termine wahr und irgendwann stellte ich wundersame Veränderungen an meinem Körper fest. Meine Haut, die zum damaligen Zeitpunkt nach ca. 30 Kilo Gewichtsabnahme ziemlich schlaff war, kam mir plötzlich straffer vor. Ich sah Muskeln an einigen Körperstellen und dachte mir, dass die Sache mit dem Sport ja vielleicht doch nicht so schlecht ist. Also meldete ich mich in einem Fitnessstudio an, war hochmotiviert und konnte sehr schnell Erfolge erkennen. Ich ging also regelmäßig hin – zwar nicht gerne, aber ich verlor weiterhin Gewicht, wenn auch sehr viel langsamer als in den Monaten zuvor. Die Verspannungen kehrten jedoch leider immer wieder zurück.

Je mehr ich zum Sport ging, desto ehrgeiziger wurde ich. Warum verlor ich nur noch so wenig Gewicht? Da musste doch noch mehr gehen. Ich fing an, im Internet zu recherchieren – über Kalorien, Trainingsarten und wie viel man essen darf, um abzunehmen. Ich setzte meine Kalorien immer weiter herunter, um meinem Traumgewicht, das ich mir damals auf 50 Kilo gesetzt hatte, näher zu kommen. Dass dieses Gewicht nicht unbedingt einem gesunden Idealgewicht bei einer Körpergröße von 1,78 Meter entsprach, das war mir damals egal. Ich hatte zum ersten Mal in meinem Leben so viel Kontrolle über meinen Körper, konnte es allen beweisen, die mich als zu dick bezeichnet hatten. Ich bekam viele Komplimente für meine neue Figur. Ich hatte das Gefühl, endlich die Liebe und Aufmerksamkeit zu bekommen, die ich in meiner Kindheit immer so schmerzlich vermissen musste. Es war wie eine Droge, von der man immer mehr will.

Light-Produkte wurden wieder meine besten Freunde und so habe ich mir mit der Zeit ein Essverhalten angewöhnt, das Lebensmittel in zwei Kategorien einteilte: Kalorienarme Lebensmittel sind gut, alle anderen böse. Und weil man ja mit so viel Verzicht und so wenig Kalorien auf Dauer auch nicht leben kann, kam mir eine wunderbare Erfindung, von der ich auf Instagram von einigen Fitnessbloggern erfahren hatte, wie gelegen: die Cheat Days. Sie wurden damit angepriesen, dass man damit seine strenge Diät besser durchhalten könne. Weil man durch sie die Gewissheit hat, dass an einem Tag der Woche alle Regeln aufgehoben sind und man hemmungslos alles in rauen Mengen essen darf, was man sich vorher die ganze Woche verboten hat. Dass man hier nichts anderes als Binge Eating glorifiziert und zum gesunden Lifestyle erklärt, auch das war mir damals nicht klar.

Ich lebte also einige Jahre in dieser Welt. War nicht wirklich unglücklich, aber es war einfach ein unglaublich anstrengendes Leben. Der erste Schritt am Morgen ging auf die Waage, ein halbes Kilo mehr bedeutete schlechte Laune für den restlichen Tag und endlos quälende Sporteinheiten. Ein halbes Kilo weniger bedeutete Erfolg, den eigenen Körper besiegt zu haben. Es war ein ständiger Kampf zwischen dem Gewicht, das mein Körper ansteuern wollte, und meinem Wunschgewicht.

Eine andere merkwürdige Entwicklung war diese: Je mehr ich merkte, wie sehr ich meinen Körper formen und beeinflussen konnte, umso mehr wollte ich das auch. Plötzlich fielen mir vermeintliche Makel an meinem Körper auf, über die ich mir früher nie Gedanken gemacht hatte. Ist meine Nase nicht viel zu breit? Würde es nicht besser aussehen, wenn ich sie mir operieren lasse? Ich habe schließlich so viel Macht über meinen Körper, ich kann selbst entscheiden, wie ich ihn gerne hätte.

Bis ich ca. 30 war, war mein Leben also durchgehend geprägt von einem Kampf gegen meinen Körper. Meine Gunst ihm gegenüber war abhängig von der Zahl auf der Waage und der Konfektionsgröße, die in meiner neuen Skinny Jeans stand. Vielleicht hast du dir dieses Buch gekauft, weil dir dieser Kampf bekannt vorkommt, und denkst dir jetzt: »Ja, alles schön und gut, das Problem kenne ich selbst, aber was ist denn nun die Lösung? Was brachte denn die entscheidende Wendung, wie bist Du nun zur intuitiven Ernährung gekommen?«

Das alles ist natürlich nicht über Nacht passiert. Ich bin nicht eines Morgens aufgewacht und hatte die Erleuchtung. Sie kam sehr langsam und Schritt für Schritt. Alles begann eigentlich damit, dass ich aufhörte zu rauchen. Es nervte mich schon lange, also hörte ich auf. Kurze Zeit später bekam ich eine Art chronischen Schwindel. Egal, was ich machte, ich fühlte mich ständig benommen, müde, schwindlig. Kein Arzt konnte mir weiterhelfen, ich fühle mich furchtbar, hilflos und traurig. Und plötzlich fiel ich wieder in das Muster, das ich kannte. Ich bekämpfte meinen Kummer mit der einzigen Methode, die ich jemals gelernt hatte: Essen. Ich hörte sogar auf, zum Sport zu gehen. Das Ergebnis kann man sich denken, ich nahm natürlich zu. Sehr schnell, sehr viel. Das tun die meisten Leute, wenn sie aufhören zu rauchen. Aber ich bemerkte es zunächst gar nicht, weil ich zu sehr mit meinem Schwindel beschäftigt war und mir zu dem Zeitpunkt keine Gedanken um mein Aussehen machte. Ich wollte einfach nur wieder gesund sein. Ich dachte oft, wie sehr ich viele Dinge in den letzten Jahren für selbstverständlich gehalten hatte, und schwor mir selbst: Sollte ich jemals wieder diesen furchtbaren

Schwindel loswerden, würde ich nichts mehr als gegeben hinnehmen und viel bewusster leben und dankbarer sein. Ich steigerte mich immer weiter hinein, hatte große Angst, an einer schlimmen Erkrankung zu leiden, und durch die damit verbundene Anspannung wurden auch meine Beschwerden immer schlimmer.

Eines Abends hatte ich so furchtbare Schmerzen und Verspannungen, dass ich ziemlich verzweifelt war. Ich suchte auf YouTube nach einem Video zu Nackenverspannungen und einer der ersten Treffer war eines zum Thema *Schulter-Nacken-Yoga gegen Verspannungen*. Das Vorschaubild wirkte sehr ansprechend, eine hübsche Frau in pastellfarbenem Sportoutfit lächelte mir wohlwollend zu und die Pose, in der sie dasaß, ließ auch eher auf ein entspanntes Video als auf eine anstrengende Sporteinheit hoffen. Nur dieses eine Wort im Titel, das schreckte mich ziemlich ab: Yoga. Davon hatte ich natürlich schon mal gehört. In den hippen Vierteln meiner Heimatstadt München konnte man keine 20 Meter gehen, ohne an einem der Studios vorbeizukommen. Ich sag's dir ganz ehrlich: Zum damaligen Zeitpunkt dachte ich mir immer, Yoga sei nur was für gelangweilte Hippie-Muttis. – »Kurz noch 'ne Runde Selbstfindung, rumhopsen in bunten, überteuerten Yogaleggings aus recycelten Colaflaschen und danach noch schnell zum neuen Unverpacktladen, um ein paar Dinkelkörner fürs Abendessen abzufüllen.« Hättest du mir damals gesagt, dass ich auch mal so eine Dinkel-Öko-Yoga-Tante werde, ich wäre wahrscheinlich schreiend davongerannt.

Aber gut, ich hatte nichts zu verlieren. Meine Verspannungen und mein Schwindel waren zu dem Zeitpunkt so schlimm, dass ich wahrscheinlich so ziemlich alles ausprobiert hätte.

Also klickte ich das Video an. Ich turnte mit der netten Frau, soweit das eben ging mit meinem steifen Körper. In all den Jahren Fitnessstudio hatte ich mich kein einziges Mal gedehnt. Denn alles, was nicht dem Zweck diente, dünn zu sein, war für mich pure Zeitverschwendung gewesen. Ich merkte also schnell, wie verhärtet meine Muskeln und Faszien waren (ein Wort, das ich bis dato nicht kannte), versuchte, mich mit meinem Atem zu verbinden (was das bedeutete, war mir auch nicht klar), und wurde immer wieder dazu aufgefordert, loszulassen. Ja was denn loslassen? Ich halte doch gar nichts fest, oder doch? Als ich mit dem Video fertig war, waren meine Nacken- und Kopfschmerzen wie weggeblasen. Es war verrückt, sogar der Schwindel war besser.

Keine Sorge! Falls du jetzt schon mit dem Gedanken spielst, das Buch in die Ecke zu werfen, weil du dir doch eigentlich Tipps zum Abnehmen erhofft hattest und nicht noch so eine Öko-Tante bei ihrer Selbstfindungsreise begleiten wolltest, bleib noch ein bisschen mit dabei. Glaub mir: Es lohnt sich. Und außerdem hast du für das Buch schließlich Geld gezahlt, das soll ja nun auch nicht umsonst gewesen sein.

Warum erzähle ich dir das alles? Na ja, weil es Teil meiner Reise ist, die mich Stück für Stück immer näher zu einem intuitiven Leben und einer intuitiven Ernährung gebracht hat. Durch dieses Erlebnis habe ich zum ersten Mal erfahren, dass man sich mit Bewegung auch Gutes tun kann. Dass man eine Art von Bewegung macht, bei der man sich anschließend und vor allem während der Ausführung gut fühlt und die nicht ausschließlich dem Zweck dient, ein optisches Ergebnis zu liefern. Ich fing an, mich über die Zusammenhänge zwischen mentaler und körperlicher Gesundheit zu informieren. Über den Tipp einer Bekannten kam ich zu einem wunderbaren Osteopathen, der mir viel über Faszien, Ver- und Entspannung erklärte. Nach einigen Behandlungen und durch tägliche Yogaübungen war ich nach einiger Zeit komplett beschwerdefrei. Im Nachhinein war ich meinem Körper sogar sehr dankbar, dass er mir diese Signale geschickt hatte, um mir zu sagen: »Hey, halt, stopp! So wie du mit mir umgehst, so geht's nicht weiter.«

Ich habe in der Zeit ein so gutes Verhältnis wie nie zuvor zu meinem Körper entwickelt. Ich hatte aufgehört, mich ins Fitnessstudio zu quälen, machte ausschließlich Sport, der mir Spaß machte. Ja, das hatte ich noch nie zuvor in meinem Leben erlebt – ich hatte echt Spaß an Bewegung. Spürte eine Dankbarkeit für einen gesunden Körper. Betrachtete ihn als Wunder, spürte, wie ich immer beweglicher wurde, wie gut ich mich fühlte, während ich mich bewegte, anstatt wie früher einfach nur zu hoffen, dass die Sportquälerei endlich ein Ende hatte. Auch mein Essverhalten hatte sich normalisiert. Ich aß wieder Dinge, die ich mir jahrelang verboten hatte, aber ich war glücklich und dankbar und musste keinen Kummer mehr durch Frustessen kompensieren. Für mich waren diese neu gewonnenen Erkenntnisse bahnbrechend und ich wollte am liebsten jedem davon erzählen. Viele schauten mich komisch an, wenn ich ihnen meine Geschichte erzählte. »Na ja, wenn du meinst, dass Yoga deinen Schwindel geheilt hat …«, lautete oft eine Reaktion darauf. Aber nein, so banal war es ja nicht. Es war mehr als das. Es war ein Gefühl von Selbstliebe, Selbstbestimmtheit und einer Wertschätzung meinem Körper gegenüber, die ich so nie vorher gekannt hatte. Für mich war klar, dass das mein Weg ist. Dass ich anderen helfen möchte, die genau in der gleichen Spirale gefangen sind, wie ich es lange war.

Ich beschloss, mich zur Ernährungsberaterin ausbilden zu lassen, um meine Leidenschaft zu meinem Beruf zu machen. Doch je näher der erste Tag der Ausbildung rückte, desto unsicherer wurde ich. Auch wenn sich mein Essverhalten mittlerweile wieder normalisiert hatte, waren mir doch immer noch gute zehn Kilo mehr auf der Waage geblieben. Was würden die anderen dazu sagen? Ich war nicht mehr so schlank wie früher. Alte Zweifel kamen wieder hoch: Muss man als Ernährungsberaterin nicht superdünn sein? Sonst ist das doch unglaubwürdig, oder? Und was würde man uns überhaupt konkret beibringen? Würde ich mit meinen Erkenntnissen der letzten Monate da überhaupt reinpassen? Die Dozenten stellte ich mir so vor, wie sich wahrscheinlich viele Menschen das klischeehafte Stereotyp der Ernährungsberaterin vorstellen. Eine extrem schlanke, missbilligend dreinschauende, weiß gekleidete Frau mit strengem Zopf, die dir einen Essensplan schreibt, auf dem dann so Dinge stehen wie:

- → 8:30 Uhr: Eine halbe Schüssel Magerquark und eine Scheibe Putenschinken
- → 9:45 Uhr: ½ Stunde zügiges Nordic Walking
- → ...

Nichts gegen Magerquark und Nordic Walking, aber ich denke, du weißt, was ich meine.

Ich dachte mir also, ich muss unbedingt vorher noch abnehmen, meine alte Figur wiederbekommen. Natürlich war ich mit zehn Kilo mehr alles andere als übergewichtig, aber irgendwie hatte ich das Gefühl, es würde von mir erwartet werden, sehr, sehr schlank zu sein.

Ich machte also das, was ich kannte: Kalorien zählen. Puh, diese App, in die ich alle meine Lebensmittel eintrug, hatte ich lange nicht geöffnet. Aber ein anderer Weg, in kurzer Zeit viel Gewicht zu verlieren, fiel mir nicht ein. Ich versuchte zu meiner alten Ernährung und meinem strengen Sportkonzept zurückzufinden. Aber irgendwas war anders als früher. Es ging einfach nicht. Während ich früher jeden Erfolg im Kampf gegen meinen Körper feierte, machte es mich plötzlich eher traurig. Ich wollte meinen Körper einfach nicht mehr so quälen. Es kam mir so falsch vor, Essen abzuwiegen. Meinem Körper die Dinge vorzuenthalten, nach denen er sich sehnte, und ihm andere Dinge aufzuzwingen, die er einfach nicht wollte. Durch die Dankbarkeit und Wertschätzung, die ich in den letzten Monaten entwickelt hatte, war es mir einfach nicht mehr möglich, zurückzugehen und gegen meinen Körper zu arbeiten. Ich beschloss also einfach, dass ich dann eben nicht superschlank in meine Ausbildung gehen würde. Ich nahm mir vor, aus der Ausbildung das Beste zu machen und vielleicht später einfach einen eigenen Weg zu gehen, auch wenn ich vielleicht den ein oder anderen komischen Blick ernten würde.

Der erste Schultag kam und ich hätte mit meinen Erwartungen nicht falscher liegen können. Ich lernte die entspanntesten Menschen in Bezug auf Ernährung kennen. Wir lernten viel über biochemische Vorgänge im Körper; alles, was ich früher im Biologieunterricht so langweilig fand, war plötzlich unglaublich spannend. Wir lernten alles über

Makro- und Mikronährstoffe, aber vor allem auch über die Zusammenhänge zwischen Körper und Geist. Mein Blick auf Ernährung änderte sich grundlegend, als ich langsam zu verstehen begann, dass es ganz andere Kriterien als Kalorien gibt, die ein Lebensmittel ausmachen. Was Vitamine, Mineralstoffe und vor allem sekundäre Pflanzenstoffe für wahre Wunderkräfte haben. Wie wichtig es für unsere Gesundheit ist, unseren Körper mit guten, vollwertigen Lebensmitteln zu versorgen. Wie eng Ernährung, ein positives Mindset und Gesundheit zusammenhängen. Und das Beste war, niemand musste Ernährungspläne mit Magerquark und Nordic Walking schreiben. Die Ausbildung bestätigte also noch mal mit fundiertem Wissen, was ich selbst am eigenen Leib erfahren hatte.

Heute arbeite ich als Ernährungsberaterin in Einzelcoachings oder halte Vorträge. Ich arbeite ausschließlich mit intuitiver Ernährung, und auch wenn das den meisten Menschen im ersten Moment wie etwas nicht Greifbares vorkommt – essen, was man möchte, und trotzdem sein Wohlfühlgewicht erreichen funktioniert. Es funktioniert bei jedem. Egal, ob du offen dafür bist oder vielleicht im Moment auch noch etwas skeptisch. In den letzten Jahren durfte ich so viele Menschen auf ihrem Weg zu einer intuitiven Ernährung, einem gesunden Gewicht und vor allem innerer Balance und einem positiven Selbstbild begleiten.

In meiner Arbeit mit Klienten merkte ich sehr schnell, dass es sehr vielen Menschen so geht, dass sie ihre innere Balance verloren haben, dass sie mit Ängsten und Anspannungen kämpfen. Also entschloss ich mich, neben dem Beruf zusätzlich eine Ausbildung zur Entspannungstrainerin und zum Achtsamkeitscoach zu absolvieren. Durch gezielte Entspannungstechniken wie zum Beispiel progressive Muskelentspannung, autogenes Training oder Achtsamkeitspraxis versuche ich nicht nur andere auf ihrem Weg zu mehr Selbstliebe und Balance zu begleiten, sondern arbeite auch stetig an mir selbst.

Was intuitive Ernährung genau ist und wie du lernen kannst, auf deinen Körper zu hören, darüber werden wir im Laufe des Buches sprechen. Ich wollte dir aber einfach schon mal gerne zu Beginn meine ganze eigene Geschichte erzählen. Ohne all diese Tiefen und Rückschläge wäre ich nicht an den Punkt gekommen, an dem ich heute bin. Nur durch viele negative Erlebnisse konnte ich die Erkenntnisse gewinnen, die mich schließlich zu einem intuitiven Lebensstil gebracht haben.

Behalte das also immer im Hinterkopf: Auch wenn du gerade durch eine nicht ganz so schöne und schwierige Zeit gehst, du bist genau da, wo du sein sollst. Mit dir ist nichts falsch. Du bist nicht zu viel oder zu wenig von irgendetwas. Du bist nicht gescheitert.

Alle Entscheidungen, die du bisher getroffen hast, alle bisherigen Ereignisse in deinem Leben haben dich genau hierher gebracht. Also lass uns zusammenarbeiten und deinen ganz persönlichen Weg finden.

2

Du weißt zu viel

Jetzt möchte man natürlich meinen, man kauft sich ein Buch oder geht zur Ernährungsberatung, weil man so vieles nicht weiß. Man braucht mehr Infos über gesunde Ernährung und wünscht sich Tipps. Man liest also Bücher, Artikel, die neuesten ernährungswissenschaftlichen Studien und findet dort Aussagen, die sich irgendwie widersprechen:

»Kohlenhydrate sind der Teufel, Fett macht fett.«

»Nein, das stimmt so nicht, High Carb Low Fat ist die Lösung.«

»Totaler Quatsch, Kokosöl ist das Allheilmittel.«

»Unsinn, Kokosöl ist Gift.«

Das hast du wahrscheinlich so oder in ähnlicher Form schon mal gehört. Das Problem ist also nicht, dass du keine Ahnung von Ernährung hast. Das Problem ist eher, dass du zu viel weißt. Du, ich, deine Arbeitskollegin, die letzte Woche High-Carb-vegan war und diese Woche No Carb macht und jeden Mittag 500 Gramm Putenbrust mit nix isst – wir alle wissen zu viel über Ernährung. Oder besser gesagt, wir hören zu viel über Ernährung und glauben, viel zu wissen. Zu viel.

Ich habe vor einer Weile mal gelesen, dass man ruhiger lebt, wenn man nicht alles sagt, was man weiß, nicht alles glaubt, was man hört, und über den Rest einfach nur lächelt. Das trifft aufs Leben im Gesamten zu, aber vor allem auch auf die Ernährung.

Ein gesunder Lifestyle gehört heute für viele Menschen einfach dazu. Nur was *gesund* eigentlich ist, das ändert sich gefühlt täglich. Während man früher noch darauf vertrauen musste, was einem der Hausarzt riet, was man in einem der wenigen Fachbücher lesen konnte, oder vielleicht einfach darauf, was einem der gesunde Menschenverstand sagte, so hat man heute dank des Internets unendliche Möglichkeiten, sich zu informieren und auszutauschen. Das ist einerseits gut, weil man eben nicht mehr auf die wenigen Infos angewiesen ist, die einem der Hausarzt gibt, andererseits aber auch schlecht, weil man sich auch nicht mehr einfach auf das verlassen kann, was einem der gesunde Menschenverstand sagt.

Zu mir kam noch nie jemand in die Ernährungsberatung, dem ich erklären musste, was Proteine, Kohlenhydrate und Fette sind. Die meisten Menschen wissen erstaunlich viel über Ernährung. Aber wie kann jetzt zu viel Wissen ein Hindernis sein? »Ich informiere mich doch, um mich möglichst optimal zu ernähren. Ich rechne meinen Proteinbedarf pro Kilo Körpergewicht aus, um durch gezieltes Krafttraining den maximal sexy Instagram-Model-Po zu bekommen. Ich verzichte auf Milchprodukte, weil das besser für meine Haut ist. Abends esse ich keine Kohlenhydrate, weil man davon dick wird. Ich nehme jeden Tag die empfohlene Menge Superfoods à la Chiasamen und Gojibeeren zu mir. Ich gehe jede Woche pünktlich zu meiner Yogastunde, wo ich exakt von 18:15 bis 19:45 Uhr entspanne und in meiner inneren Balance bin. Ich halte mich an Trainings- und Ernährungspläne. Sommer wie Winter. Egal, ob ich müde, energiegeladen, fröhlich oder traurig bin. Ich funktioniere, mache alles so, wie man es machen sollte, um ein gesundes und glückliches Leben zu führen. Aber es funktioniert nicht.« So in etwa beginnt oft ein Erstgespräch in der Beratung. Ich hatte noch nie den Fall, dass jemand zu mir kam und sagte: »Resi, ich esse jeden Tag drei Mal Pizza, Eis und Pommes. Sport habe ich noch nie gemacht. Kannst du mir sagen, was ich zum Abnehmen ändern könnte?« Ach, es wäre so schön einfach. Ich würde raten, nur noch zwei Pizzen am Tag zu essen, eine halbe Stunde täglich spazieren zu gehen, und – zack – eine Gewichtsabnahme wäre vorprogrammiert. Aber je mehr jemand weiß, umso schwieriger ist es, ihm zu helfen.

Wir sind alle darauf programmiert zu funktionieren, wir wollen alles möglichst richtig machen. Das haben wir als Kind schon so gelernt. Das erstreckt sich auf alle Lebensbereiche und heutzutage auch immer mehr auf unseren Körper. Während vor einigen Jahren das Optimieren des Körpers noch darin bestand, ihn einmal pro Woche in der Step-Aerobic-Stunde zu formen und vor dem nächsten Urlaub noch ein paar Mal auf der Sonnenbank zu brutzeln, um am Strand von Rimini eine gute Figur zu machen, gilt es heute auch immer öfter, unseren Geist, unsere Gesundheit, uns als Ganzes zu optimieren. »Na, das ist ja wohl nichts Schlechtes«, wirst du jetzt wahrscheinlich denken. Jein. Das Problem an der ganzen Sache ist: Theorie und Praxis stimmen hier nicht ganz überein. Du kannst dir ein ganzheitliches Wohlfühl-Programm zusammenstellen, ähnlich wie ich es oben beschrieben habe. Du kannst die besten Absichten haben und versuchen, deinen Körper so zu optimieren, wie du es für richtig und gut hältst. Nur in der Praxis hast du da die Rechnung ohne deinen Körper gemacht. Unsere Welt heute ist sehr technisch, digitalisiert und vor allem auch strukturiert. Alles soll effizient, schnell und immer besser sein. Das ist natürlich einerseits praktisch, aber unser Körper ist nun mal kein technisches Gerät. Er ist keine Maschine. Dein Geist und deine Seele sind nicht durch ein Update wieder auf Kurs zu bringen. Dein Körper lässt sich nicht schnell durch einen mobilen Akku nebenbei aufladen, während du weiterrennst. Dein Körper ist ein organisches System, in dem es nun mal Unregelmäßigkeiten, Schwankungen und Abweichungen von der Norm gibt. Es kann nie so reibungslos und gleichförmig laufen wie eine Maschine.

Aber was hat denn das Ganze hier jetzt mit meiner Ernährung zu tun? Hast du schon mal an einer Aufgabe gesessen, an der du schier verzweifelt bist? Du probierst alles Mögliche, recherchierst, zerbrichst dir den Kopf, deine Gedanken kreisen nur darum, dass es jetzt funktionieren muss. Es muss doch morgen Mittag fertig sein. Irgendwann reicht es dir, das bringt doch jetzt hier alles nichts. Du gehst ins Bett, entspannst dich und am nächsten Morgen stehst du auf – frisch, ausgeruht und unbedarft. Und auf einmal, siehe da, scheinbar ganz mühelos gelingt es dir, die Aufgabe zu lösen. Was passiert da? Wir sind in einer festgefahrenen Lage. Festgefahren im wahrsten Sinne. Wir kommen nicht mehr raus und je mehr wir vor- und zurückfahren und je verbissener wir versuchen, uns zu befreien, desto weiter graben wir uns ein.

Wenn wir es aber schaffen, loszulassen, Abstand zu nehmen, neu zu beginnen, wenn wir neugierig und unbedarft an die Aufgabe herangehen, dann ergeben sich plötzlich ganz neue Wege und Lösungsstrategien, die wir bis dahin gar nicht sehen konnten. So ist es auch mit der Ernährung. Je mehr wir glauben zu wissen, umso mehr setzen wir uns unter Druck. Die Erkenntnisse ändern sich ständig, teils weil es wirklich neue wissenschaftliche Erkenntnisse gibt und teils weil einfach nur irgendjemand mal wieder ein neues Diätprogramm oder Abnehmkonzept verkaufen möchte und es durch cleveres Marketing schafft, dieses System als das neue Allheilmittel zu verkaufen.

Hier gilt es also, die richtige Balance zu finden zwischen »Ich interessiere und informiere mich, weil ich mir und meiner Gesundheit etwas Gutes tun möchte« und »Ich lasse los und lerne, wieder auf meine natürlichen Bedürfnisse zu hören«. Neugierig und unbedarft an Dinge heranzugehen, entspricht eigentlich unserer Natur, kleine Kinder tun das ständig. Vielleicht kannst du dich an eine Zeit in deinem Leben erinnern, in der du auch so unvoreingenommen warst.

Jetzt bist du vielleicht gar niemand, der ständig alles analysiert und sich Gedanken macht, und trotzdem betrifft dich die Problematik. Auch wenn wir selbst nicht ständig neue Artikel über ernährungswissenschaftliche Erkenntnisse lesen, keine Social Media nutzen oder kein Fernsehen schauen, wir kommen nicht umhin, Informationen aufzunehmen. Ein großes Problem unserer Zeit ist, dass jeder sehr schnell zum Experten werden kann. Das meine ich gar nicht abwertend im Sinne von Menschen, die sich einfach als etwas bezeichnen, was sie nicht sind. Jeder hat so unglaublich viele Möglichkeiten, sich zu informieren und weiterzubilden, dass schnell der Eindruck entsteht, man wisse es besser als alle anderen.

Nun hat es wahrscheinlich jeder von uns schon einmal erlebt, dass er bei der Arbeit ganz unbekümmert dasitzt und sich seine Pasta schmecken lässt. Mit an Sicherheit grenzender Wahrscheinlichkeit kommt jemand vorbei, der neuerdings Ernährungsexperte ist und dir sagen wird, dass Pasta ungesund ist. Er wird dir über Gluten, Kohlenhydrate, Weizen, Zucker und vieles mehr einen Vortrag halten, bis du entweder genervt aufstehst oder die Pasta lieber stehen lässt. Meinen es diese Menschen böse? Nein, absolut nicht. Sie haben diese neuen Erkenntnisse gewonnen, weil sie irgendwo etwas dazu gelesen haben, und wollen natürlich nun mit der ganzen Welt teilen, was sie wissen. Man kann die anderen, armen Menschen ja nicht in ihr Verderben rennen lassen. Du erinnerst dich an die Kollegin, die innerhalb einer Woche von vegan auf nur noch Putenbrust überging? Sie gab es wirklich. Und jedes Mal war sie von ihrer Ernährungsweise so überzeugt, wie man es nur sein kann, duldete keinerlei Gegenargumente und hatte es sich zur Aufgabe gemacht, alle in ihrem Umfeld zu missionieren.

Ernährung ist schon lange mehr geworden als einfache Nahrungsaufnahme. Sie ist ein Lifestyle, ein sozialer Status und man hat sogar teilweise den Eindruck, sie sei eine Art Kult, ein Religionsersatz. Mit einer ganz bestimmten Ernährung gehört man einer Gruppe an. Wir Menschen sind soziale Wesen, wir können nicht alleine überleben, wir brauchen Austausch und Bestätigung. Wenn ich mich nun einer bestimmten Ernährung verschreibe, dann bin ich Teil der Gruppe. Wir in der Gruppe sind die Guten, die es richtig machen, und die anderen sind die Unwissenden bzw. die Bösen, weil sie so ignorant sind.

Ich möchte jetzt hier nicht zu weit ausholen, aber es ist doch definitiv zu erkennen, dass, je größer, unsicherer und beängstigender die Welt für viele Menschen wird, sie sich umso mehr nach festen Strukturen, Kontrolle und Sicherheit sehnen. Unsere Ernährung können wir kontrollieren, wir können selbst Regeln aufstellen oder die befolgen, die andere bereits aufgestellt haben. Es gibt eine ganz klare Definition von Richtig und Falsch. Es gibt uns also ein gutes Gefühl, das für unsere moralischen Standards Richtige zu tun. Manch einer bleibt einer Ernährungsform jahrelang treu, andere ändern sie eben ständig.

Wenn dir das jetzt alles etwas weit hergeholt vorkommt, dann kann ich dir sagen: In etwa so beginnen viele Essstörungen. Man fühlt sich macht- und hilflos und versucht in einem Bereich des Lebens, eben in dem Fall über den Körper und die Ernährung, die Kontrolle zu bekommen. Man stellt Regeln auf, Strukturen, Verbote oder ein Belohnungssystem. In einer inneren Welt von Chaos gibt das den Betroffenen die Illusion von Kontrolle. Selbstverständlich leidet nicht jeder, der einer strikten Ernährung folgt, an einer Essstörung. Aber ich denke, du verstehst nun besser, warum es so viele Menschen gibt, die ihre Ernährung zur Wissenschaft machen, ja sogar zum Kult erklären. Und je mehr Informationen du dir zu einem Thema holst, umso schwerer wird es für dich, dieses Thema unbedarft zu betrachten.

Am Anfang meiner Ausbildung zur Ernährungsberaterin ging es mir und vielen Mitschülern ähnlich. Nach der anfänglich so unglaublich tollen Erkenntnis, wie eng Ernährung mit der Entstehung oder auch Heilung diverser Krankheiten zusammenhängt, kam schnell die Verunsicherung. Natürlich ist es ja erst mal eine tolle Nachricht, dass wir selbst so einen großen Einfluss auf unsere Gesundheit und unser Wohlbefinden haben. Aber jetzt überleg dir doch mal, was das im Umkehrschluss heißt: So eine große Verantwortung, die wir da alle jeden Tag mit uns rumtragen! Dass wir es richtig machen können, heißt ja auch, dass wir es falsch machen können. Werden wir krank oder fühlen wir uns unwohl, dann ist es also auch unsere eigene Schuld? Puh, das möchten viele Menschen nicht so gerne hören und diese Eigenverantwortung möchte sich doch kaum jemand aufladen, deshalb sind nun mal viele von uns so anfällig für klar definierte Diät- und Ernährungsprogramme. Da nimmt uns jemand an die Hand und wir müssen folgen, können also auch wieder unsere Eigenverantwortung abgeben.

Wenn man sich nun wirklich die Verantwortung selbst auflädt, dann wird man schnell feststellen, wie anstrengend das Leben wird. Es ist nämlich ähnlich wie mit dem strengen Kalorienzählen, wenn man jeden Tag darauf achtet, dass man auch ja die richtige Menge an Mikronährstoffen zu sich nimmt. Man stellt auch schnell fest, dass unglaublich gesunde Lebensmittel, die wir ja am besten in großen Mengen zu uns nehmen sollten, in ebendiesen großen Mengen auch negative Begleiterscheinungen mit sich bringen. Man denke nur an Spinat und Rhabarber. Während man sich früher einfach gefreut hat, dass die beiden in der Saison sind, wissen heute viele Menschen um die Gefahr der Oxalsäure und meiden diese Lebensmittel. Neulich unterhielt ich mich mit meinem Arzt über das Thema Ernährung und er regte sich darüber auf, dass in einer großen deutschen Zeitung eine Ernährungsstudie publiziert wurde: »Ein Journalist hat drei Ernährungswissenschaftler zu ein paar bestimmten Themen befragt, schreibt einen Artikel und dann sitzen die Leute nächste Woche wieder bei mir in der Praxis und haben Angst, dass sie jetzt krank werden, wenn sie eine Kartoffel essen.« Und er hat Recht, jedes Lebensmittel, wirklich absolut jedes, kann in zu großen Mengen Nebenwirkungen haben. In meiner Ausbildung lernten wir immer wieder: Alles, was eine Wirkung hat, hat auch eine Nebenwirkung. Du kannst das tollste Superfood nehmen, ein Zuviel kann ins Gegenteil umschlagen und es zu einem Nicht-so-super-Food machen.

Ich brauchte Zeit, um zu verstehen, dass es natürlich wichtig ist, unseren Körper gut zu behandeln und zu versorgen, aber dass Essen und Ernährung eben noch viel mehr sind als Makro- und Mikronährstoffe, die unseren Körper am Laufen halten und ihm eventuell auch zu besserer Gesundheit und Leistungsfähigkeit verhelfen. In unserer Zivilisationsgesellschaft haben wir das unglaubliche Privileg – und uns muss klar sein, dass es ein Luxusproblem ist –, uns mit dieser Optimierung unseres Körpers zu beschäftigen. Hier, glaube ich, liegt das Problem vieler Menschen heute: Wir haben vergessen, was Ernährung noch alles ist. Essen, das ist Genuss, das ist Lebensfreude, das ist Gemeinschaft, Kultur, Tradition. Ich glaube daran, dass ein schöner Teller frisch gekochte Pasta und ein Glas Rotwein in geselliger Runde, mit guten Freunden, viel Lachen, Austausch und Genuss mit allen Sinnen nicht nur für die Seele, sondern auch für unseren Körper gut sind.

Es ist nicht egal, was wir essen, und es ist vor allem auch nicht egal, wie wir essen. Und mit *wie* meine ich, mit welchem Gefühl. Mit Schuld oder mit Freude? Gehetzt oder genussvoll? Alleine oder in Gesellschaft? Wir werden im Laufe des Buches versuchen, gemeinsam diese Lebensfreude wiederzuerwecken. Du wirst lernen, wie du gut für deinen Körper sorgen kannst, ohne ihn zu kasteien. Du wirst lernen, zu genießen und wertzuschätzen. Du wirst deinen Körper und seine wahren Bedürfnisse neu kennenlernen und damit einen ganz neuen Blickwinkel auf das Thema Ernährung bekommen.

Jetzt wirst du dich vielleicht noch fragen, wie du dich vor diesen ganzen Meinungen schützen kannst. Meiner Erfahrung nach kommen wirkliche Experten nie zu dir und drücken dir ungefragt ihre Expertise auf. Man muss zu ihnen kommen und umsonst gibt's da eigentlich auch selten was. Zu mir kam auf der Straße noch nie ein Hautarzt her und erklärte mir: »Hallo Sie da, der Pickel da auf ihrer Nase, da müssen Sie Salbe XY draufschmieren«. Ich bin auch noch nie einem Anwalt begegnet, der mir sagte: »Hallo, ich bin Experte für Verkehrsrecht. Sollten Sie Ärger bekommen, weil Sie in der Feuerwehreinfahrt geparkt haben, dann kann ich Ihnen Tipps geben.«

Nein, meist muss man für Expertenrat bezahlen. Man bekommt ihn nicht einfach so ungefragt in der Mittagspause an der Pastatheke in der Kantine. Einer der wunderbaren Nebeneffekte der intuitiven Ernährung ist – sie macht immun gegen Panikmache, schlechtes Gewissen und Kaufentscheidungen, die aus falschen Hoffnungen getroffen werden.

3

Warum Diäten nicht funktionieren

Das Schönheitsideal einer Gesellschaft definiert sich immer aus dem, was schwer zu erreichen ist. Früher war es ein Zeichen von Adel und Wohlstand, besonders blass zu sein, weil man nicht draußen auf dem Feld in der Sonne arbeiten musste. Heute ist es für die meisten Menschen erstrebenswert, auch im Winter sonnengebräunt zu sein. Die Sonne scheint im Winter in Deutschland nicht allzu viel, also kann es sich dieser Mensch wohl erlauben, mehrmals im Jahr eine teure Fernreise zu machen. Für viele schwer erreichbar, deshalb Schönheitsideal. Ebenso war es früher (in einigen Ländern der Welt auch heute noch) ein Zeichen von Wohlstand und ein Privileg, füllig und wohlgenährt zu sein. In unserer Wohlstandsgesellschaft, in der zu jeder Zeit für günstiges Geld die tollsten Leckereien zu haben sind, ist es ein Zeichen von Disziplin, schlank zu sein. Den Versuchungen zu widerstehen, sportlich zu sein, aktiv und zielstrebig. Wer nicht in dieses Ideal passt, bekommt oft das Gefühl, nicht dazuzugehören.

An jeder Ecke sehen wir Werbeplakate, die uns versprechen, wie schön und erfüllt unser Leben erst sein wird, wenn wir diesem Ideal entsprechen. Die Diätindustrie ist ein Milliardengeschäft. Ein Geschäft mit der Angst. Ja, ich weiß, das klingt jetzt wie die reißerische Zeitungsüberschrift »Wir decken auf! Das Geschäft mit der Angst«. Aber es stimmt leider. Wir werden im nächsten Kapitel noch ein bisschen detaillierter über Fremd- und Selbstbestimmtheit sprechen und warum das wichtige Faktoren sind, die es zu verstehen gilt, wenn man den Schritt in die intuitive Ernährung wagen möchte. Aber Diäten sind schon aus dem Grund fremdbestimmt, weil uns jemand unterschwellig suggeriert: Du bist nicht richtig, so wie du bist. Keine Diät baut darauf auf, dich als Person zu stärken, dein positives Selbstbild, deine mentale Stärke zu fördern.

Die Diät lässt dich nicht im Moment leben, sie malt dir stattdessen nur tolle Bilder von der Zukunft: »Stell dir vor, wenn du erst schlank und schön bist. Da werden die anderen aber neidisch schauen.« Ganz wichtig: Es müssen andere involviert sein, es geht hier nicht um dich und deinen Seelenfrieden, sondern um deine Außenwirkung. Die Diät sagt dir: Du musst dich heute quälen und kasteien, damit du morgen schön und glücklich sein darfst. Aber wann kommt denn dieses Morgen? Jeder, der schon einmal mithilfe einer Diät ein paar mühsame Kilo abgenommen hat, weiß, dass dieses kleine Hoch, das man erlebt, wenn man ein paar Komplimente von Freunden und Bekannten zur neuen Figur erntet, auch schnell wieder in ein Tief führen kann. Wir bekommen Bestätigung von außen, weil wir etwas anscheinend gut und richtig gemacht haben. »Wow, du hast abgenommen, sieht toll aus.« Niemand gratuliert einem, wenn man ein paar Kilo zugenommen hat. Die wenigsten Menschen machen Komplimente dafür, dass man besonders glücklich, gesund und entspannt aussieht. In unserer Welt herrscht also diese Verknüpfung zwischen schlank und schön sowie zwischen schön und positiv. Wenn wir es also einmal geschafft haben, so ein Kompliment zu erhaschen, dann wollen wir das, was wir erreicht haben, natürlich nie mehr verlieren. Im Gegenteil, wir wollen mehr davon. Was passiert hier? Dem kurzen Hochgefühl folgt direkt wieder Angst, die Angst, etwas Kostbares zu verlieren.

Wir müssen dieses neue Gewicht also unbedingt halten, damit wir weiter in unserem Umfeld geliebt und wertgeschätzt werden. Aber wie? Hier lässt dich die Diät dann leider auch schon wieder hängen. Wie eine missmutige Verkäuferin in einem riesigen Kaufhaus sagt sie dir: »Nicht meine Abteilung«, dreht sich um und lässt dich stehen. Das ist nämlich dein Problem, da musst du jetzt selbst klarkommen.

Die Diät hat dir ja nur versprochen, wie schön die Zukunft sein wird, wenn du dich heute quälst. Und dann ist es so weit, die Zukunft ist da, du hast vielleicht sogar dein Ziel erreicht. Aber was passiert jetzt? Darauf hat sie dich nicht vorbereitet. Du hast aber keine Lust, ewig Diät zu machen, willst auch mal wieder deine Lieblingsschokolade und nicht immer nur Pulver, Riegel und Magerquark essen. Man könnte meinen, ich hätte ein Problem mit Magerquark. Das stimmt so nicht, man kann daraus sicher das ein oder andere leckere Gericht zaubern, aber zusammen mit Putenbrust und Salat ohne Dressing verkörpert er für mich einfach die quarkgewordene Langeweile und Eintönigkeit einer Diät.

Du machst also dein eigenes Ding, hast die Diät erst mal hinter dir gelassen und willst jetzt endlich dieses schöne neue Leben genießen. Da kann die Diät nur müde lächeln, weil sie ja weiß, dass du schon bald wieder vor ihrer Tür stehst. Die Zeit wird kommen, in der deine Tante zu ihrem 60. Geburtstag einlädt; Torten und Buffet, alle deine Lieblingsgerichte, so weit das Auge reicht. Der Sommer wird kommen mit Grillfeiern und Sommerfesten, und der Urlaub in Italia mit Gelato und Pizza steht vor der Tür. Es werden Situationen kommen, in denen du traurig, müde, gestresst und frustriert bist. Du wirst dich belohnen wollen oder trösten. Vielleicht mit einem Essen vom Lieferdienst oder ein paar Süßigkeiten. Spätestens danach oder meist schon während des Essens meldet sich dein schlechtes Gewissen. Es fühlt sich an wie früher, wenn man etwas vor den Eltern verheimlichte und Angst hatte, erwischt zu werden. Erwischt von wem? Sieht ja keiner, dass du hier auf der Couch Schokolade isst, und trotzdem ist es da, das schlechte Gefühl, etwas Verbotenes zu tun. Warum dieses schlechte Gewissen und der damit verbundene Stress erst recht dazu führen, dass wir nicht abnehmen, darüber werden wir später noch ein bisschen ausführlicher reden.

Die Diät hat dir vorgegeben, was falsch und was richtig ist. Sie hat Regeln aufgestellt. Wenn du sie verletzt, was passiert dann? Du bist gescheitert. Niemand von uns mag dieses Gefühl, etwas mal wieder nicht geschafft zu haben. Bei den meisten von uns ruft ein häufiges Scheitern eine Art Trotzreaktion hervor: »Jetzt ist es auch schon egal.« Ein kleiner vermeintlicher Fehltritt mit Schokolade und Rotwein am Abend wird also nicht mit Obst und einer Stunde Spazierengehen am nächsten Morgen kompensiert, sondern mit: »Alles egal, ich bin gescheitert. Ich schaffe es nie, jetzt kann ich auch das Schokocroissant essen. Ach, und den Sport kann ich mir heute auch gleich sparen. Ist sowieso sinnlos.«

Wo klare Vorgaben und Ziele sind, da kann man auch scheitern. Die meisten Diäten lassen leider wenig Spielraum. Die Waage sowieso nicht, die zeigt dir nicht an, dass du heute zwei Kilo mehr hast, weil dein Körper aufgrund von Stress und einem salzigen Abendessen Wasser eingelagert hat. Sie zeigt einfach nur zwei Kilo mehr als gestern. Gescheitert! Dadurch, dass uns Diäten so wenig Spielraum lassen, menschlich zu sein, kommen wir schnell in dieses »Ganz oder gar nicht«-Denken. Es gibt nur Schwarz oder Weiß.

Du erinnerst dich an die Kollegin aus dem letzten Kapitel, die letzte Woche High-Carb-vegan war und dir sagte, dass du das ausprobieren musst, weil es der absolut einzige Weg ist? Ja genau, die gleiche, die sich heute Mittag 1,5 Kilo Magerquark mit Proteinpulver reingequält und dir einen Vortrag gehalten hat, wie teuflisch Kohlenhydrate sind. Gleiches Problem. Sie wird dir natürlich sagen, dass das, was sie da macht, keine Diäten sind. Nein, heute macht niemand mehr Diäten, der Begriff ist zu negativ behaftet und mit negativen Gedanken kann man schlecht Geld verdienen. Wer heute etwas verkaufen will, der spricht von einem Lifestyle, einer Ernährungsumstellung oder Ähnlichem. Und trotzdem ist und bleibt es eine Diät. Die Diät oder der Lifestyle erhebt einen Absolutheitsanspruch. Da wird kein Verstoß geduldet. Lebensmittel werden kategorisiert in *gut* und *böse*. Es steht von vornherein fest, wer Freund und wer Feind ist. Das ändert sich natürlich je nach Ernährungsform und

Tageszeit. Während bei der einen Ernährung die Kartoffel zu Mittag noch der Freund ist, kann sie am Abend schon der Feind sein und beim nächsten Konzept sogar der Antichrist.

Jetzt haben wir Menschen aber doch alle einen kleinen Rebellen in uns. Schon von klein auf sind doch die verbotenen Dinge die interessantesten. Nimm zum Beispiel irgendein Lebensmittel, das du jetzt nicht gerade total eklig findest, aber auch nicht über alles liebst. Irgendetwas, das du gelegentlich mal ganz gerne isst, aber an dem jetzt nicht dein Lebensglück hängt. Wenn ich dir jetzt sage, dass du es nie, nie, nie wieder, unter absolut keinen Umständen mehr essen darfst, weil es böse und verboten ist – was wird passieren? Ich mache es interessant für dich. Du willst es haben, irgendwann verlierst du den inneren Kampf, gibst nach, bist gescheitert und das ganze Drama geht von vorne los.

Meiner Meinung nach ist das größte Problem an Diäten der Faktor Fremdbestimmtheit. Das ist natürlich für viele Leute bequem und vermeintlich einfach, weil mir jemand anderes sagt, was ich tun soll. Im Umkehrschluss heißt das ja dann auch, dass jemand anderes schuld ist, wenn es nicht so funktioniert. Erinnere dich an den perfekt ausgefeilten Ernährungs-, Sport- und Entspannungsplan, der trotzdem nicht das gewünschte Ergebnis bringt. Da war wohl einfach der Ernährungsberater schlecht, dass ich nicht abgenommen habe. Und die Yogalehrerin war einfach nicht gut, weil ich trotz Yogastunde immer noch Verspannungen und Schlafprobleme habe.

Diäten, Light- und Ersatzprodukte verkaufen sich deshalb so gut, weil sie uns eine Illusion vorgaukeln, an die wir alle so gerne glauben wollen. Voller Genuss bei wenig Kalorien. Ein trainierter Körper mit wenig Zeitaufwand. Es soll leicht, schnell und unkompliziert sein. Wir wollen nicht viel dafür tun, wollen mit minimalem Aufwand ein maximal tolles Ergebnis. Dafür sind wir bereit, viel Geld zu zahlen, auch mal kurz ein paar Tage mit Shakes und Riegeln zu verbringen, wollen dann aber doch bitte schnell mit dem versprochenen Traumkörper belohnt werden.

Aber der Faktor Fremdbestimmtheit bietet noch eine ganz andere große Gefahr. Wir kratzen immer nur an der Oberfläche. Wir hinterfragen nicht erlernte Verhaltensmuster. Warum kompensieren wir vielleicht mit Essen, welcher Hunger soll hier wirklich befriedigt werden? Wir behandeln nur die Symptome und nicht die Ursache.

Stell dir vor, du hast täglich Kopfschmerzen. Dein Arzt rät dir zur Schmerztablette. Die nimmst du, dann ist der Schmerz weg. Kurz darauf lässt die Wirkung der Tablette nach, der Schmerz ist zurück, also nimmst du mehr. Irgendwann schlagen die Tabletten auf den Magen, um dem entgegenzuwirken, musst du andere Medikamente nehmen, und so geht der Kreislauf weiter. Wäre es nicht eine gute Lösung, zu schauen, woher die Kopfschmerzen kommen? Vielleicht hast du Verspannungen, die du mit ein paar Lockerungsübungen jeden Tag lösen kannst, so dass du erst gar keine Tabletten nehmen musst? Und so ähnlich verhält es sich auch mit Diäten und der intuitiven Ernährung.

4

Was ist intuitive Ernährung?

Wenn mich Leute fragen, was ich beruflich mache, und ich erkläre, dass ich Ernährungsberaterin bin, haben die meisten davon eine ähnliche Vorstellung: Essenspläne erstellen und Kalorien zählen. Wenn ich darauf antworte, dass ich keine Pläne schreibe oder Kalorien berechne, sondern ausschließlich mit intuitiver Ernährung arbeite, sieht man eigentlich immer große Fragezeichen in den Gesichtern. Viele schlussfolgern daraus immer voreilig: »Ach, cool, ich esse einfach, was mein Körper mir sagt – also Pizza, Pommes und Schokolade? Aber damit nimmt doch niemand ab!« Das stimmt, damit nehmen wahrscheinlich nur die wenigsten ab. Wenn ich dann noch erzähle, dass es dabei in erster Linie auch nicht ums Abnehmen geht, sondern dass das nur der Nebeneffekt ist, dann sind die Leute meistens vollends verwirrt.

Für die meisten Menschen gibt es heutzutage nur zwei Arten, sich zu ernähren: Entweder man isst alles, worauf man Lust hat, und nimmt dann eben in Kauf, dass man übergewichtig und krank wird. Oder man quält sich mit gesunder Ernährung und Sport. Das bedeutet dann für die meisten, auf Lebensqualität zu verzichten, um dafür fit und gesund zu sein. Dabei liegt die Annahme vor, dass die eine Lebensweise Spaß macht und die andere nicht.

Klar, es gibt da immer die Ausnahmen. Die eine Freundin mit dem guten Stoffwechsel, die sich immer, wenn man sich mit ihr im Café trifft, ein Stück Torte gönnt und trotzdem gertenschlank ist. Aber das Leben ist halt einfach ungerecht. Jeder kennt diese Leute, die vermeintlich alles essen können und trotzdem fit, sportlich und schlank sind. Was viele dieser Leute gemein haben, ist nicht etwa das Privileg des wundersamen Zauberstoffwechsels, sondern die Tatsache, dass sie intuitives, maß- und genussvolles Essen nie verlernt haben. Moment mal, verlernt? Ja genau, sie haben es nie VERlernt. Denn wir alle konnten es irgendwann mal. Intuitive Ernährung ist kein verrückter, neuer Trend, mit dem du schnell schlank, schön und glücklich wirst. Intuitive Ernährung ist das Natürlichste der Welt. Nehmen wir mal ein kleines Baby: Es schreit, wenn es Hunger hat, trinkt so viel, wie es braucht, und hört dann auf. Es kennt nichts anderes außer Mamas Brust oder die Flasche. Es schreit nicht, bis du ihm einen Big Mac oder ein Eis bringst, nein, es weiß intuitiv, dass diese Milch alles ist, was es braucht.

Ähnlich verhält es sich im Tierreich: Hast du schon mal übergewichtige Tiere gesehen? »Ja klar, den Hund von meinen Nachbarn«, wird jetzt vielleicht der ein oder andere sagen, aber ich spreche von Tieren, die nicht in Gefangenschaft leben und vom Menschen unbeeinflusst sind – wilde Tiere in der Natur. Sie fressen, wenn sie hungrig sind, nehmen sich, so viel sie brauchen, und dann hören sie auf. Sie wissen instinktiv, welche Pflanzen oder anderen Tiere sie fressen müssen, um alle Nährstoffe zu bekommen.

»Schön und gut«, wirst du sagen, »aber jetzt sind wir ja nun mal keine Tiere und auch kleine Kinder fangen ja ziemlich schnell an, Lust auf Süßes und Leckeres zu entwickeln.«

Entwickeln ist hier das falsche Wort, sie lernen wohl eher, was süß und lecker ist. Nehmen wir zum Beispiel Urvölker, die haben keine Lust auf Schokoeis, weil sie sowas gar nicht kennen. Wir können nur vermissen, was wir schon einmal probiert haben.

Nun leben wir aber in der Gesellschaft, in der wir leben. Wir sind von klein auf diesen ganzen Versuchungen ausgesetzt. Du erinnerst dich an das Schönheitsideal? Genau deshalb ist in unserer Gesellschaft schlank gleich schön, weil es einfach so schwer ist, Nein zu diesen ganzen Versuchungen zu sagen. Es ist auch nicht möglich, sich von den vielen Köstlichkeiten fernzuhalten. Selbst Kinder, die von zu Hause ausschließlich gesunde und vollwertige Ernährung ohne Zucker und Zusatzstoffe kennen, werden irgendwann in die Situation kommen, dass ihnen auf Kindergeburtstagen oder in der Schule etwas davon angeboten wird. Der einzige Weg, ein gesundes Maß zu halten, liegt in der intuitiven Ernährung. Aber wenn wir uns alle von Natur aus intuitiv ernähren, wie kann das sein, dass so viele von uns es verlernt haben?

Ernährung ist so viel mehr als reine Nahrungsaufnahme. Wir lernen schon sehr früh, Essen mit gewissen Emotionen zu verknüpfen – mit positiven wie negativen. Das beste Beispiel ist der obligatorische Lolli nach der Spritze beim Arzt. Viele Kinder bekommen, wenn sie weinen, direkt ein kleines Trostpflaster in Form von etwas Essbarem. Natürlich wird nicht jeder, der als Kind ein Gummibärchen zum Trösten bekommen hat, später ein Problem mit emotionalem Essen bekommen, aber in der richtigen bzw. in dem Fall leider der falschen Konstellation von weiteren Lebensereignissen kann das ein Faktor sein, der es im späteren Erwachsenenleben schwermacht, zwischen körperlichem und seelischem Hunger zu unterscheiden.

Für die meisten von uns ist Essen eine Art Belohnungssystem. Man fühlt sich schlecht, also gibt's eine Tafel Schokolade. Sie schmeckt süß und lecker und nach dem stressigen Tag haben wir sie uns auch verdient. Verdienen, das ist der nächste Faktor. Dass man sich gewisse Dinge im Leben erst verdienen muss, das mag auf einige Lebensbereiche zutreffen, aber auf Essen bezogen bekommt das Ganze schnell einen negativen Beigeschmack. Früh erlernte Verhaltensmuster, wie zum Beispiel »Für ein gutes Zeugnis gibt's ein Eis«, prägen sich in unser Unterbewusstsein ein. Später im Erwachsenenalter haben wir dann oft das Gefühl, uns mit Essen belohnen zu müssen.

Viele von uns kennen wahrscheinlich aus der Kindheit auch noch Sätze wie »Bevor du deinen Spinat nicht aufgegessen hast, gibt's keinen Nachtisch«. Bei Aussagen wie diesen gibt es zwei Probleme. Erstens sollte man es auch Kindern zugestehen, dass sie ein spezielles Nahrungsmittel einfach nicht mögen. Wenn ein Kind natürlich gar kein Obst und Gemüse anrührt, sollte man versuchen, kreative Wege zu finden, um gesundes Essen interessant zu gestalten. Aber Essen und Zwang sind zwei Dinge, die so nicht zusammengehören, und diese Verbindung sollte man im Kopf des Kindes nicht herstellen. Das zweite Problem ist: Man kategorisiert Lebensmittel. So ist Spinat gleich blöd und langweilig, denn wenn er toll wäre, müsste uns ja niemand zwingen, ihn zu essen. Nachtisch ist lecker und erstrebenswert, nachdem man das Hauptgericht hinter sich gebracht hat. Das erinnert mich so ein bisschen an die Leute, die immer sagen: »Wenn ich erst in Rente bin, dann genieß ich mein Leben.« Wäre es nicht schöner, das Hier und Jetzt auch schon zu genießen? Und wäre es nicht schön, das Hauptgericht mit viel frischem Gemüse und voll von Nährstoffen schon so unglaublich lecker und spannend zuzubereiten, dass man es nicht nur hinter sich bringen, sondern sogar genießen kann?

Alles, was wir im Laufe unseres Lebens gelernt haben, können wir natürlich nicht so ohne Weiteres hinter uns lassen. Es gibt kaum jemanden, der diese emotionalen Verbindungen zum Essen nicht hat. Aber warum gibt es dennoch Menschen, die scheinbar mühelos ihr Gewicht halten, ihren Salat genauso genießen wie ihre Kugel Eis zum Nachtisch? Es sind Menschen, die es entweder nie verlernt oder wieder erlernt haben, auf ihren Körper und seine Bedürfnisse zu hören. Es sind Menschen, die ein gesundes Sättigungsgefühl verspüren, die ein Stück Kuchen ohne Reue und schlechtes Gewissen genießen können und genauso viel Freude und Genuss bei einem gesunden, vollwertigen, frisch gekochten Essen voller Nährstoffe empfinden. Es sind Menschen, die sich mit ihrer Nahrung bewusst auseinandersetzen. Und hier spreche ich nicht davon, Proteinpulver abzuwiegen, sondern sich mit der Qualität und Herkunft der Nahrung zu befassen. Ich spreche vielmehr von Liebe fürs Essen und Zubereiten.

Möchtest du auch so ein Mensch sein? Dann habe ich eine gute und eine schlechte Nachricht für dich. Erst einmal die gute Nachricht: Jeder, und ich meine damit wirklich absolut jeder, kann lernen, sich intuitiv zu ernähren. Egal, was du für eine Vorgeschichte hast. Ich kann nicht mehr zählen, wie oft ich in den letzten Jahren die Frage bekommen habe: »Resi, ich habe aber XY (hier kommen unterschiedlichste Krankheiten, Lebensereignisse, Unverträglichkeiten oder Ähnliches). Kann ich mich denn trotzdem intuitiv ernähren?« Und die Antwort ist immer: »Ja. Jeder kann es schaffen, seinen Körper wieder zu hören, um ihm zu geben, was er wirklich braucht. Jeder kann es schaffen, eine gesunde Balance zu finden, und jeder kann lernen, für sich selbst gut zu sorgen.«

Das klingt doch toll, oder? Stell dir vor, du bist irgendwann die Freundin, die im Restaurant immer Torte bestellt und trotzdem ein gesundes Körpergewicht hat. Stell dir vor, dass du es schaffen wirst, ohne schlechtes Gewissen und voller Genuss zu essen. Stell dir vor, dass du eine Begeisterung für Sport und Bewegung entwickeln wirst. Dass du deinen Körper annehmen und lieben kannst, dass du nicht mehr abhängig von der Bestätigung anderer bist, weil du für dich selbst weißt, dass du genug und genau richtig bist.

Bevor du dich aber auf diese Reise einlässt, muss ich dir natürlich auch noch die schlechte Nachricht verraten. Denn wie wir ja im letzten Kapitel schon besprochen haben, ist die intuitive Ernährung keine Wunderdiät. Sie verspricht dir nicht, dein Ziel ohne jegliche Anstrengung zu erreichen. Denn jetzt kommt's: Die intuitive Ernährung ist eigentlich keine Ernährungsform.

Sich intuitiv zu ernähren, heißt, intuitiv zu leben. Das eine funktioniert nicht ohne das andere. Es ist eine Art, sich und seinen Körper, seine Mitmenschen und die Welt wahrzunehmen.

Es ist eine zu hundert Prozent selbstbestimmte Lebens- und Ernährungsweise. Die Verantwortung für alles trägst allein du selbst. Es gibt keinen Ernährungsplan, keinen Guru oder irgendein Lebensereignis, dem du die Schuld geben kannst, wenn es nicht so funktioniert, wie du es erwartet hast.

Der Weg zur intuitiven Ernährung ist oft kein leichter. Wir kommen nicht umhin, uns mit unserer Seele, unserer Vergangenheit und allen Themen in unserem Leben zu beschäftigen, die wir sonst lieber ignorieren, die unangenehme Gefühle in uns auslösen, über die wir nicht sprechen oder nachdenken möchten. Würden wir diese Themen ignorieren, dann wären wir wieder bei einer Diät, die nur kurzfristig Symptome behandelt. Um dauerhaft etwas an unserem Leben und unserer Ernährung zu ändern, müssen wir tiefer graben. Das mag beim einen bedeuten, dass man ehrlich zu sich selbst ist und sich eingesteht, dass man sich über die Jahre einfach zu viele ungesunde Ernährungsgewohnheiten angeeignet hat. Beim anderen mag es viel weiter gehen, weil eventuell bereits seit der Kindheit ein emotionaler Hunger nach Liebe besteht, der bis heute mit Essen kompensiert wird.

Dieser Prozess wird nicht nur dich, sondern auch die Menschen in deinem Umfeld betreffen. Vielleicht bist du jemand, der bisher nie Nein sagen konnte, es immer allen recht machen wollte und der nun plötzlich lernen muss, für sich und seine Bedürfnisse einzustehen. Vielleicht heißt das auch, dass du Beziehungen in deinem Leben hinterfragen musst, Menschen in deinem Leben und auch dich selbst mit unangenehmen Fragen konfrontieren musst.

Es heißt auch, dass du eine große Portion Disziplin mitbringen musst. Nicht die Art von Disziplin, die eine Diät erfordert, bei der es darum geht, zu hungern und durchzuhalten. Nein, Disziplin im Sinne von täglicher Bereitschaft, zu üben, zu lernen, offen zu sein für Neues und für Veränderung.

Und zu guter Letzt das Wichtigste, das du brauchen wirst: Geduld. Wenn du ein Buch suchst, in dem dir jemand erklärt, wie man in vier Wochen 20 Kilo abnimmt, dann sag mir Bescheid, wenn du es gefunden hast. Wahrscheinlich wirst du es sogar finden, deshalb anders gefragt: In vier Wochen gesund 20 Kilo abnehmen und das Gewicht dann ein Leben lang halten? Das wirst du wahrscheinlich nicht finden. Egal, ob du Gewicht verlieren möchtest, von zwanghaftem Kalorienzählen wegkommen oder einfach deinem Körper wieder mehr Wertschätzung entgegenbringen möchtest, du brauchst Geduld. Die intuitive Ernährung ist ein lebenslanger Prozess, bei dem wir immer offen, neugierig und achtsam durchs Leben gehen.

Es gibt keinen festen Zeitrahmen wie bei einer Diät. Kein »Ich mache gerade die zwei Wochen vorm Urlaub noch intuitive Ernährung, um in den neuen Bikini zu passen«. Es ist, wie gesagt, eine Art zu leben und zu denken. Wenn dich diese ganzen Dinge nicht abschrecken und du den Schritt wagen möchtest, dann wirst du in jedem Fall reich belohnt, das kann ich dir versprechen. Auch wenn es anfangs nicht leicht wird – alle Menschen, mit denen ich bisher arbeiten durfte, konnten von dieser Umstellung auf ihre individuelle Weise profitieren. Manche verloren mit intuitiver Ernährung 30 Kilo, andere verloren zunächst kaum Gewicht und waren nach einiger Zeit trotzdem so lebensfroh und glücklich in ihrem Körper und ihrem Leben wie nie zuvor. Aber es ist wichtig, vorher zu wissen, dass von dir viel Eigeninitiative gefordert sein wird. Ich kann dich nur begleiten, den Weg gehen musst am Ende aber du alleine.

5

Mein Körper verlangt nur nach Ungesundem

Intuitive Ernährung ist in den letzten Monaten zu einem richtigen Hype geworden. Neben denen, die einer extremen Ernährungsform folgen, gibt es jetzt also auch noch die Intuitiven. Die sagen dir dann, dass sie intuitiv alles essen, was sie wollen. Die Ernährung besteht dann oft aus viel verarbeiteten Produkten, raffiniertem Zucker, Fett und Fastfood. Während man sich früher deshalb oft schlecht fühlte, weil man doch seiner Gesundheit schadet, sagt man heute einfach: »Nein, ich ernähre mich intuitiv und geben meinem Körper alles, was er verlangt.«

Als dieser Trend aufkam, habe ich mich ehrlich gesagt gefreut. Ich dachte mir, dass nach all den streng reglementierten Ernährungsformen, mit denen sich die Leute quälen, so ein Trend zur intuitiven Ernährung doch nur von Vorteil sein kann. Leider hat das, was da verkauft und praktiziert wird, mit intuitiver Ernährung so rein gar nichts zu tun.

Das oberste Gebot bei der intuitiven Ernährung ... Okay, jetzt klingt es, als wären wir ein Kult. Es gibt natürlich keine Gebote. Aber sagen wir so: Das Wichtigste ist, seinem Körper eine Wertschätzung entgegenzubringen. Wir müssen erkennen, was unser Körper jeden Tag für uns leistet. Er atmet, trägt uns, verdaut unsere Nahrung und leistet noch tausend andere unglaubliche Dinge, damit wir unser Leben leben können. Wir müssen nichts tun, unser Körper macht das einfach von ganz alleine.

Nun stell dir vor, du hast einen Freund, der so viel für dich tut. Er nimmt dir jegliche Arbeit ab, damit du dein Leben genießen kannst, er sorgt für dich und erwartet lange nichts von dir zurück. Würdest du solch einen Freund so behandeln, wie du deinen Körper behandelst? Du servierst ihm nur das billigste Fastfood mit minderwertigen Inhaltsstoffen, du lässt ihn nicht schlafen, gönnst ihm keine Ruhe, gibst ihm nichts zu trinken, bis er ganz dehydriert ist, und zu guter Letzt mäkelst du auch noch jeden Tag an ihm rum, dass er zu dick ist oder nicht so aussieht, wie du es gerne hättest. Na, diese Freundschaft würde wohl nicht lange halten. Unser Körper macht aber genau so ein Verhalten ziemlich lange mit, bis er sich meldet. Die meisten Menschen behandeln sich selbst so schlecht, wie sie nicht mal ihren ärgsten Feind behandeln würden, und sehen das auch noch als etwas vollkommen Normales an.

Dieser Trugschluss, dass der Körper aber nun mal nichts anderes will außer Burger und Pommes, ist weit verbreitet. Und im Moment mag das bei dir vielleicht auch noch so sein. Der Körper verlangt, was er kennt. Dahinter stecken meist ganz andere Dinge, als du zunächst denkst. Bei der oben beschriebenen Ernährungs- und Lebensweise fehlt es dem Körper an einigen wichtigen Dingen. Neben Schlaf, Bewegung und Ruhe benötigt er essentielle Nährstoffe. Die meisten von uns haben sicherlich schon mal etwas von Vitaminen gehört. »Ach ja, die sind wichtig, deshalb trinke ich auch jeden Tag ein Glas Orangensaft. Auf der Flasche steht ja ›plus Vitamin C‹.« Nun sind die künstlich zugesetzten Vitamine in den verarbeiteten Lebensmitteln natürlich ausreichend, dass wir keine Krankheiten wie zum Beispiel Skorbut erleiden. Viele Seemänner erkrankten in früheren Zeiten daran, da sie auf See kein frisches Obst und Gemüse zur Verfügung hatten. Durch den Mangel an Vitaminen, vor allem Vitamin C, fielen viele dieser schwerwiegenden Krankheit zum Opfer. Erst das Mitführen von Zitronen und Sauerkraut an Bord der Schiffe beendete den Schrecken. Heutzutage sind unseren Nahrungsmitteln schon die meisten Vitamine künstlich zugesetzt, also merken viele Menschen nicht direkt einen Nährstoffmangel, auch wenn sie sich sehr unausgewogen ernähren.

Frisches Obst und Gemüse bringt aber noch weitaus mehr als Vitamine mit. Heute weiß man, dass besonders die sekundären Pflanzenstoffe so unglaublich wichtig und gesund für uns sind. Das sind chemische Verbindungen aus dem Sekundärstoffwechsel der Pflanzen. Sie helfen der Pflanze zum Beispiel bei der Schädlingsabwehr oder sind für die Farbe und den Duft verantwortlich. Für uns Menschen ist ihre Aufnahme unglaublich wichtig. Sie wirken antibakteriell, können unseren Blutdruck oder Blutzuckerspiegel regulieren, schützen unsere Zellen, lassen uns langsamer altern, stärken unser Immunsystem, können der Entstehung von Krebs entgegenwirken und unseren Hormonspiegel regulieren. Es gibt Zehntausende davon und um maximal von ihrer tollen Wirkung zu profitieren, müssen wir so vielfältig wie möglich essen.

Vielfältig essen klingt für die meisten Leute nach viel Arbeit. Man muss einkaufen gehen, das Essen zubereiten, hat dann das ganze Gemüse zu Hause und ständig die Sorge, dass man die Hälfte wegwerfen muss. Da ist es doch einfacher, sich etwas beim Fastfood-Laden um die Ecke zu holen. Ja, das stimmt. Manchmal ist das ein bisschen einfacher und ich sage dir auch nicht, dass du nie wieder Fastfood essen darfst. Aber ich verspreche dir, wenn du offen dafür bist, dein Essen selbst zuzubereiten, wenn du einmal Lebensmittel von guter Qualität probiert hast, herrlich reife, saisonale Früchte, wenn sich dein Gaumen an vollwertiges, nährstoffreiches und mit Liebe selbst zubereitetes Essen gewöhnt hat, dann wirst du das Verlangen nach verarbeiteten Lebensmitteln kaum noch verspüren.

Auch die Aussage »Eine gesunde Ernährung ist so teuer und nur was für Besserverdiener« ist ein absoluter Trugschluss. Durch den Superfood-Hype der letzten Jahre entstand bei vielen Menschen der Eindruck, eine gesunde Ernährung braucht zwingend Gojibeeren, Acaipulver, Chiasamen und täglich exotische Früchte aus fernen Ländern. Natürlich kannst du in Bioläden Unsummen für diese ganzen Dinge ausgeben. Brauchst du sie aber für eine gesunde Ernährung? Definitiv nein. Die tollsten Superfoods wachsen vor unserer Tür. Heidelbeeren sind genauso wie Gojibeeren voll von Antioxidantien, die uns nicht nur einen strahlenden Teint verleihen, sondern auch diversen Krankheiten vorbeugen können. Leinsamen bekommst du für wenig Geld in jedem Supermarkt, anders als Chiasamen wachsen diese auch hierzulande und sind vollgepackt mit Ballaststoffen, Omega-3-Fettsäuren, Mineralstoffen und Vitaminen.

Der größte Spartipp, den ich dir geben kann, ist auch gleichzeitig der beste Tipp für deine Gesundheit: regional und saisonal essen. Die Produkte, die gerade hierzulande saisonal angeboten werden, sind meistens die günstigsten. Außerdem sind sie unter der Sonne gereift und haben damit ein Maximum an Vitaminen und sekundären Pflanzenstoffen. Sie sind frisch, weil sie nicht erst um den halben Erdball geflogen wurden, und gut für die Umwelt sind sie auch noch. Hier und da schmecken natürlich so ein paar exotische Früchte auch mal lecker und können eine Ernährung durchaus aufpeppen und interessant machen, aber du kannst dich auch mit heimischem Obst, Gemüse, Getreide und Hülsenfrüchten sehr gut und vollwertig ernähren.

Viele von uns haben die Signale des Körpers einfach jahrelang ignoriert. Also sucht sich der Körper einen Weg, sich irgendwie über Wasser zu halten. Er verlangt nach Zucker in Form von Schokoriegeln, weil er dringend Energie braucht. Weil er aber immer nur leere Kalorien in Form von Industriezucker bekommt, muss er sich bald wieder melden, weil er Nachschub braucht. Er verlangt vielleicht nach süßem Kaffee und Cola, weil er aufgrund eines B12-Mangels einfach dauerhaft müde ist. Du gibst ihm den schnellen Energiekick in Form eines süßen Koffeingetränkes und wunderst dich, warum du direkt die nächste Dosis brauchst.

Das Thema Schlaf ist auch unglaublich wichtig. Viele Menschen schlafen zu wenig und wundern sich, warum sie ständig Heißhungerattacken haben. Woher soll der Körper denn sonst seine Energie nehmen? Viele Leute packt der Heißhunger auch erst abends auf der Couch. Während sie tagsüber ihre Ernährung noch ganz gut im Griff haben, ist am Abend das Verlangen nach Süßigkeiten und salzigen Knabbereien unstillbar. Das liegt oft daran, dass der Körper tagsüber bei den Mahlzeiten einfach nicht das bekommen hat, was er braucht. Es fehlen ihm Nährstoffe, er kommt am Feierabend zur Ruhe und dann meldet er sich. Aber anstatt der benötigten Nährstoffe bekommt er noch mehr Zucker, gehärtete Fette und Geschmacksverstärker.

Geschmacksverstärker tragen übrigens eine große Schuld an ungesunden Essgewohnheiten. Viele Menschen, die überwiegend verarbeitetes Essen gewohnt sind, finden »normale« Lebensmittel aus der Natur total langweilig, fad und geschmacklos. Warum ist das so? Nehmen wir mal einen alten Hitchcock-Film als Beispiel. Damals, als der neu herauskam, haben sich die Leute zu Tode erschrocken und gegruselt. Im Vergleich zu den heutigen Blockbustern, die voll von 3D-Animationen, Explosionen, Licht- und Soundeffekten sind, können die meisten Menschen über so einen alten Schinken nur müde lächeln. Niemandem kommt so ein Film besonders aufregend vor. So ist es auch mit den Geschmacksverstärkern. Sie sind kleine Blender. Ähnlich wie ein schlechter Film ohne durchdachte Story nur von Spezialeffekten lebt, so lebt ein schlechtes Lebensmittel mit billigsten, minderwertigen Inhaltsstoffen nur von den künstlichen Geschmacksverstärkern. Je mehr du davon zu dir nimmst, umso mehr gewöhnen sich deine Geschmacksnerven und auch dein Gehirn daran, es ist für dich ein normaler Geschmack. Wenn du eher natürliche Lebensmittel gewöhnt bist, wird dir der Geschmack der verarbeiteten Produkte viel zu intensiv und künstlich vorkommen.

Wenn du schon mal in den USA warst, wirst du feststellen, dass die meisten Getränke und Süßigkeiten viel mehr Zucker haben als bei uns in Deutschland. Natürlich haben unsere Limonaden auch schon jede Menge Zucker und Geschmacksverstärker, aber in den USA ist der Standard noch mal ein anderer. Wenn man diese Lebensmittel regelmäßig konsumiert, wird einem der zunächst extreme Geschmack auch irgendwann normal vorkommen.

Gerade Industriezucker ist ein großes Problem in unserer heutigen Ernährung geworden. Während bei Eis und Schokolade natürlich jedem klar ist, dass diese Lebensmittel viel raffinierten Zucker enthalten, versteckt er sich heute in nahezu jedem verarbeiteten Lebensmittel. Sogar unser Obst und Gemüse schmeckt heute süßer als noch zu Omas Zeiten, weil es mit einem höheren Zuckergehalt gezüchtet wird. Schau mal auf deine Lieblingsbrotaufstriche, Fertigsoßen oder Wurstwaren. Du wirst fast überall in der Zutatenliste Zucker entdecken. Wenn du viel von diesen Dingen konsumierst, hast du einen ähnlichen Effekt wie die US-Amerikaner. Du konsumierst permanent so viel Zucker, dass es für deinen Körper irgendwann normal wird.

Aber warum enthalten denn nun alle verarbeiteten Lebensmittel so viel Zucker und Geschmacksverstärker? Weil die Firmen in erster Linie ihre Produkte verkaufen wollen, und zwar möglichst viele davon. Die vielen Zusatzstoffe haben genau zwei Effekte: erstens natürlich die längere Haltbarkeit, aber zweitens, und das ist das Wichtigste für die Firmen – sie machen süchtig. Hast du schon einmal eine Tüte Chips gekauft und nur eine Hand voll davon gegessen? Nein? Siehst du, ich auch nicht. Man braucht schon die mentale Stärke eines buddhistischen Zen-Meisters, um nicht die ganze Tüte zu essen. Dafür sorgen die leckeren kleinen Geschmacksverstärker, der Zucker und vor allem auch das Fett. Fett ist ein natürlicher Geschmacksverstärker. Wenn wir unsere Geschmacksnerven mit Koffein, Nikotin oder irgendwelchen chemischen Zusätzen permanent betäuben, brauchen wir immer mehr, um wieder etwas zu schmecken. Das ist der Grund, warum wir so oft Lust auf Fettiges haben, weil unser Geschmackssinn weiß, dass fettige Speisen intensiver schmecken. Das mag jetzt etwas dramatisch klingen, aber diese ganzen Zusätze in der Nahrung – der Zucker und das Fett – wirken wie eine Droge. Wir wollen immer mehr davon, können nicht genug bekommen, und das Schlimmste, wir müssen die Dosis immer weiter erhöhen, um noch den gewünschten Kick zu bekommen.

Wenn du also das Gefühl hast, dein Körper verlangt nur nach diesen Dingen, dann hast du einfach nur verlernt, seine wahren Bedürfnisse zu hören. Aber keine Sorge, das lässt sich sehr leicht wieder erlernen. Die Voraussetzung dafür ist lediglich, dass du offen bist, Neues auszuprobieren.

6

Warum Abnehmen nicht das oberste Ziel ist

Viele Menschen suchen eine Ernährungsberaterin auf, um Gewicht zu verlieren. Wenn sie hören, dass Abnehmen aber gar nicht das oberste Ziel ist, sind sie zunächst enttäuscht. Heutzutage sind wir alle ungeduldig, wir haben extrem wenig Zeit – und die wenige Zeit, die wir haben, wollen wir möglichst effizient nutzen.

In meinem Stadtviertel sind in den letzten Jahren EMS-Trainingsstudios aus dem Boden geschossen. Man kann kaum fünf Meter gehen, da sieht man schon die Werbung: Mit nur zehn Minuten Training die Woche zum Erfolg. Das trifft genau den Nerv unserer Zeit. »Mit minimalem Aufwand maximalen Erfolg.« Ich habe den Sinn dieser Studios nie verstanden. Man quetscht sich in einen Gummianzug, lässt sich unter Strom setzen und bekommt dann durch kleine Übungen maximales Muskelwachstum. Nun wird der ein oder andere Sport- und Fitnessexperte mit Sicherheit plausible Gründe finden, warum das eine gute Art zu trainieren und wissenschaftlich erwiesen ist und auch Profisportler so trainieren. Das mag sein und ich bin kein Fitnessexperte, aber ich sehe den Denkansatz dabei einfach kritisch. Wäre es nicht schön, eine Sportart zu finden, bei der man während der Ausführung schon ein gutes Gefühl hat? Einen Sport, der vielleicht ein Ausgleich zum Beruf ist? Eine Bewegung, auf die man sich freut und bei der man während der Ausführung nicht hofft, dass sie schnell vorbeigeht?

Wäre es nicht schön, unser Denken über Sport und Ernährung und damit unsere grundlegende Einstellung zum Leben zu überdenken? Statt sich heute zu quälen, um später ein Ergebnis zu erhalten, könnten wir doch mal versuchen, unser Leben so zu gestalten, dass es auch heute schon schön und lebenswert ist und nicht erst, wenn wir ein bestimmtes Ziel erreicht haben. Natürlich ist es im Leben wichtig, Ziele zu haben, sei es beruflich, menschlich oder auch sportlich, aber es ist doch schade um die schöne Lebenszeit, wenn wir unser ganzes Leben lang immer nur darauf warten, dass wir diese Ziele endlich erreicht haben. Vielleicht erreichen wir sie nie, vielleicht ändern sich unsere Ziele oder alles kommt doch ganz anders als erwartet, dann haben wir unsere ganze Zeit verschwendet, in der wir es uns auch hätten schön machen können.

Wie schon erwähnt, ist die intuitive Ernährung eine ganzheitliche Lebensweise. Wir versuchen, uns wieder mit unserem Körper in Einklang zu bringen. Wir lernen gute und vollwertige Lebensmittel wertzuschätzen. Wir lernen, wieder maßvoll zu genießen, und finden im besten Fall eine Art der Bewegung, die uns guttut. Das alles ist ein langer, ja ich möchte sogar sagen: ein lebenslanger Prozess. Du kannst nicht erwarten, dass du ungesunde Ernährungsgewohnheiten, emotionales Essen oder inneren Stress von heute auf morgen ablegen kannst. Im Gegenteil, je mehr du dich darauf versteifst, unbedingt Gewicht verlieren zu müssen, umso schwerer wird es, dein Ziel zu erreichen.

Der grundlegende Gedanke bei der intuitiven Ernährung ist nicht wie bei der klassischen Diät: »Ich bin so, wie ich gerade bin, nicht richtig und muss dringend etwas an meinem Körper ändern, um ihn lieben zu können«, sondern: »Ich bin genau richtig, so wie ich bin, ich bin dankbar für meinen Körper und alles, was er für mich tut. Dafür möchte ich ihm Gutes tun, ihn gut behandeln, liebevoll und fürsorglich zu meinem Körper und meiner Seele sein.« Dieser innere Leitspruch kommt als erster Teil deiner praktischen Übung. Ihn zu manifestieren, lernst du später noch. Wenn du diesen grundlegenden Unterschied zu vielen anderen Ernährungsprogrammen und Diäten jedoch einmal verstanden hast, erscheint dir die Frage nach dem »Wann und wie schnell nehme ich ab?« wahrscheinlich plötzlich ziemlich absurd.

Wenn du dich nun Schritt für Schritt auf dieses neue Lebensgefühl einlässt, wirst du immer wieder erstaunliche Dinge feststellen. Viele Klienten sagten mir, dass sie plötzlich erstaunt waren, abends keinen Heißhunger vor dem Fernseher mehr zu verspüren. Dass sie ihren täglichen Abendspaziergang so sehr genießen, wie sie früher ihre Süßigkeiten genossen. Dass sie sich in der Mittagspause auf ihr selbst zubereitetes, mitgebrachtes Essen freuen und keinerlei Neid auf die Kollegen verspüren, bei denen es jeden Tag Pizza vom Lieferdienst gibt. Irgendwann werden all diese neuen, gesunden Gewohnheiten normal und es wird zwangsläufig passieren, dass du scheinbar nebenbei Gewicht verlierst.

Wenn du dich über Monate oder Jahre vollwertig und ausgewogen ernährst, dich bewegst und in deiner inneren Balance bist, wird dein Körper sich irgendwann bei seinem Wohlfühlgewicht einpendeln. Und ich sage bewusst, bei seinem und nicht bei deinem Wohlfühlgewicht. Wir alle haben ein Schönheitsideal, das ist ganz normal. Meist ist es eine Mischung aus eigenen ästhetischen Vorstellungen und dem, was uns die Medien vorgeben. Im Zeitalter von Social Media dürfte der zweite Teil wahrscheinlich deutlich überwiegen.

Aber wenn man es sich mal richtig überlegt, ist es doch absurd. Vor einigen Jahren war das Ideal noch dünn, dünner, am dünnsten. Die Models konnten gar nicht androgyn genug sein. Seit ein paar Jahren ist die Po-Welle aus den USA auch zu uns geschwappt. Bevor ich Ernährung zu meinem Beruf machte, arbeitete ich lange in der Medienbranche. Ein Dreh brachte mich vor vielen Jahren nach Miami zu einem Schönheitschirurgen, der auf XXL-Pos spezialisiert war. Es war verrückt: Zierliche, schlanke Mädchen ließen sich dort gigantische Silikonkissen implantieren, nur um dem aktuellen Schönheitsideal zu entsprechen. Einer der Ärzte sagte damals zu mir: »Ja, ich weiß schon, ihr in Europa wollt immer nur so schlank wie möglich sein, aber auch bei euch wird sich das irgendwann ändern.« Und er sollte recht behalten. Heute wird auch hierzulande trainiert und operiert, was das Zeug hält, denn kurvig und durchtrainiert ist heute angesagt.

Die Frage ist, was ist aus den Schönheitsidealen von damals geworden? Entweder sind sie einfach abgemeldet oder sie versuchen, sich nun auch einen riesigen Po anzutrainieren. Worauf ich hinauswill: Diese Ideale, mit denen wir die letzten Jahre konfrontiert wurden, könnten unterschiedlicher nicht sein. Es ist doch per se schon lächerlich, dass jemand, der noch vor zwei Jahren als schön galt, es heute nicht mehr ist. Jedem von uns muss klar sein, dass es das eine Ideal nicht gibt. Du kannst aus einer schlanken, androgynen Frau keine kurvige Kim Kardashian machen, es sei denn natürlich durch plastische Operationen. Aber was macht man, wenn sich das Ideal in zwei Jahren wieder ändert? Implantate wieder raus? Und du kannst aus einer kurvigen Frau keine Kate Moss machen. Jeder Körper ist anders und das müssen wir akzeptieren. Nein, das müssen wir nicht nur akzeptieren, sondern wir müssen es zelebrieren! Das ist nämlich kein Übel, das es in Kauf zu nehmen gilt, sondern etwas Wunderbares.

Jeder Körper hat ein eigenes Wohlfühlgewicht, das er immer wieder ansteuert. Natürlich kannst du auch daruntergehen. Aber dann wird es ein täglicher Kampf, das Gewicht zu halten. Ich habe es selbst so oft festgestellt, es gab immer ein Gewicht, das für mich leicht zu halten war, ohne Verzicht, mit meinem normalen Sportprogramm. Und es gab das Gewicht, das ich für erstrebenswert hielt, auch das erreichte ich, aber es zu halten war ein täglicher Kampf gegen meinen Körper. Wo genau dein persönliches Wohlfühlgewicht liegt, das wirst du im Laufe deiner Reise herausfinden. Natürlich ist es ein Gewicht, das im Bereich eines gesunden BMI bzw. leicht darüber- oder darunter liegt, aber auch dort bietet sich viel Spielraum. Auch ein laut BMI-Tabelle leichtes Übergewicht kann durchaus gesund sein.

Das Gewicht auf der Waage ist sowieso sehr relativ. Zunächst sagt diese Zahl ja auch gar nicht viel aus. Wie sieht denn eine Frau mit zum Beispiel 65 Kilo aus? Sie kann extrem schlank sein, weil sie 1,85 Meter groß ist. Sie kann kompakt und sehr muskulös sein und sie kann eher klein und kurvig sein. Unser Gewicht sagt nichts aus über Muskel- und Fettverteilung im Körper. Es sagt nichts aus über Wassereinlagerungen, Blähbäuche oder Übersäuerungen, deshalb kann ich dir nur dringend raten, deiner Waage nicht zu viel Aufmerksamkeit zu schenken.

Natürlich darfst du dich wiegen, wenn du das möchtest, aber öfter als einmal im Monat finde ich kontraproduktiv. Ich stieg früher täglich auf die Waage, jeden Morgen. Und manchmal hatte ich trotz Sport und strengem Kalorienzählen ein Kilo mehr. Das hat mich traurig und wütend gemacht und der Tag war gelaufen, schon bevor er angefangen hatte.

Die meisten von uns wissen, dass gerade Frauen zyklusbedingte Gewichtsschwankungen haben, aber auch Männer bleiben davon nicht verschont. Durch verschiedene Lebensmittelkonstellationen, durch viel Salz oder Stress können wir Wasser einlagern und haben plötzlich ein bis zwei Kilo mehr auf der Waage. Aber auch wenn uns das bewusst ist, ist diese Zahl auf der Waage am Morgen einfach niederschmetternd und eine kleine Stimme in deinem Kopf wird sich sicher melden und sagen: »Aber was, wenn es doch Fett ist, was, wenn du doch wieder zugenommen hast? Vielleicht nimmst du morgen noch zwei Kilo zu und dann noch mal und irgendwann bist du wieder dick.« Erspare dir das. Wenn es dir schwerfällt, dann wiege dich zunächst ein Mal die Woche, später dann ein Mal im Monat und wenn du dich irgendwann sicher fühlst und mit deinem Körper in Einklang bist, dann kannst du deine Waage irgendwann ganz entsorgen.

Ich persönlich habe seit Jahren keine mehr, ich finde sie überflüssig. Ich sehe doch im Spiegel, wie ich aussehe. Wenn ich zyklusbedingt oder durch ein üppiges Abendessen einen Blähbauch habe und deshalb meine Hosen kneifen, dann lächle ich mir wohlwollend im Spiegel entgegen, vertraue meinem Körper und weiß, das regeln wir schon.

7

Emotionaler Hunger und Frustessen

Dieses Kapitel ist das wichtigste des ganzen Buches. Warum? Weil genau das der Kern der intuitiven Ernährung ist. Sich zu fragen, warum meine Essgewohnheiten so sind, wie sie sind. Warum esse ich mehr, als ich brauche? Warum kann ich Essen nicht genießen? Warum fühle ich mich schlecht und schuldig? Und warum habe ich es bisher einfach nie geschafft, mein Wunschgewicht zu erreichen?

Die intuitive Ernährung ist generell eng verbunden mit einer positiven Lebenseinstellung und mit dem Leben im Hier und Jetzt. Wir grämen uns nicht darüber, was wir in der Vergangenheit falsch gemacht haben, sondern geben uns selbst jeden Tag wieder aufs Neue die Chance, etwas zum Positiven zu verändern. Doch auch wenn ich kein Freund davon bin, in der Vergangenheit zu leben und sich über Dinge Gedanken zu machen, die man heute sowieso nicht mehr ändern kann, ist es doch unumgänglich, sich zunächst mal mit dem Ursprung des Problems zu beschäftigen. Unser Verhältnis zu uns und unserem Körper und unser Umgang mit

Frust und negativen Gefühlen wird zum größten Teil bereits in unserer Kindheit geprägt. So wie wir es gelernt haben, mit unseren Gefühlen umzugehen oder sie eben zu unterdrücken oder zu kompensieren, so machen wir es meist unser ganzes Leben lang.

Ich habe es selbst erlebt und erlebe es auch heute noch oft in der Beratung, dass Menschen sagen: »Aber ich kann nicht weniger essen, ich habe immer Hunger. Ich habe einfach kein Sättigungsgefühl.« Natürlich kann hinter einem nicht vorhandenen Sättigungsgefühl auch immer eine medizinische Ursache stecken. Ist diese jedoch ausgeschlossen (und das ist sie im Großteil der Fälle), gilt es zu ergründen, was dieses Hungergefühl in Wahrheit ist.

Unser Körper und unser Geist sind so viel enger verbunden, als wir glauben. Deine Gedanken können dich krank machen, sogar körperliche Symptome hervorbringen, können dir umgekehrt aber genauso bei einer schnelleren Genesung helfen. Das kannst du dir nicht vorstellen? Hast du schon einmal eine Prüfung geschrieben, vor der du so richtig Bammel hattest, oder hattest du ein Vorstellungsgespräch, vor dem du sehr aufgeregt warst? Was ist passiert? Sowas schlägt auf den Magen. Er grummelt und gluckert, uns wird übel und die Verdauung spielt verrückt.

Warum macht der Körper das? Weil du jedes Mal zufällig einen Magen-Darm-Virus hattest, der direkt nach bestandener Prüfung wieder weg war? Weil du zufällig direkt vor dem Vorstellungsgespräch etwas Falsches gegessen hast? Nein, dein Körper hat diese Symptome selbst kreiert. Und so wie sie gekommen sind, verschwinden sie auch von selbst, sobald die Stresssituation vorbei ist.

Sicherlich ist der eine sensibler und der andere vielleicht eher rational, aber jeder Mensch hat diese Verbindung. Und mit diesem Wissen im Hintergrund klingt es doch nun gar nicht mehr so absurd, dass unser Körper durchaus in der Lage ist, aus einem seelischen Mangelgefühl heraus einen körperlichen Hunger zu produzieren. Denn ja, dieses Hungergefühl bildest du dir nicht ein, es ist tatsächlich da, obwohl dein Magen gefüllt ist. Deshalb ist es unumgänglich, die Ursache für diesen Mangel zu finden, sonst wird eine Umstellung auf neue und gesündere Essgewohnheiten nie gelingen. Wenn du schon unzählige Male versucht hast, Gewicht zu verlieren, und du jedes Mal wieder gescheitert bist, dann liegt es nicht daran, dass du zu schwach und undiszipliniert bist. Mit großer Wahrscheinlichkeit liegt der Grund darin, dass du nie die Ursache des Problems beseitigt hast. Jeder Mensch hat ein gewisses Verhaltensmuster, das er in bestimmten Situationen an den Tag legt. Eine Art Bewältigungsstrategie. Das ist unser erster greifbarer Anhaltspunkt, um uns selbst besser kennenzulernen.

Wir müssen akzeptieren, dass wir nie ein perfektes Leben ohne Sorgen, Ängste, Frust oder Stress führen werden. Oftmals sieht man den Grund, warum andere so gelassen sind, darin, dass sie eben einfach Glück haben und sich nie mit irgendwelchen negativen Emotionen rumschlagen müssen. Das ist natürlich Unsinn. Jeder, auch die eine Freundin, die wir so beneiden, die mit dem tollen Job, dem süßen Baby und dem Traumkörper, auch die hat Probleme, Ängste und Sorgen. Es gibt keinen Menschen, der nicht mal durch schwere Zeiten gehen muss, und es wäre der absolut falsche Weg, jemandem, der zu emotionalem Essen neigt, zu raten, sich einfach von allem Ärger fernzuhalten, nur um nicht wieder in die Falle zu tappen.

Der einzige Weg ist vielmehr, zunächst zu akzeptieren, dass diese Gefühle mit zum Leben dazugehören, und im nächsten Schritt neue Wege zu lernen, mit ihnen umzugehen. Um diese neuen Wege zu lernen, ist es zunächst wichtig, dich selbst zu analysieren. Was für eine Art emotionaler Esser bist du? Um das herauszufinden, solltest du ein Ernährungstagebuch führen. Eine Vorlage und eine genaue Anleitung dazu findest du im praktischen Teil des Buches. Das Wichtigste dabei ist hundertprozentige Ehrlichkeit. Das Tagebuch wird niemand außer dir zu sehen bekommen, also wirst du nur dir selbst und deinem Erfolg schaden, wenn du schummelst.

Die wichtigsten Spalten in dem Tagebuch sind die Spalten »Wo?« und »Mit Wem?«. Oft werde ich in der Beratung gefragt, ob man die denn unbedingt ausfüllen müsse. Geht es denn nicht eigentlich eher darum, was und wie viel ich esse? Ganz im Gegenteil. Für mich als Ernährungsberaterin sind das eigentlich die unwichtigsten Infos. Viel mehr interessiert mich, wo isst du die Schokolade? Bei der Arbeit, auf der Couch? Und vor allem mit wem? In Gesellschaft oder alleine? Immer mit der gleichen Person? Aus diesen Infos kann man meist ein emotionales Essverhalten sehr gut ablesen. Natürlich ersetzt dir dieses Buch keine professionelle Ernährungsberatung, aber du wirst sehen, wie schnell dir selbst auch ein Muster bei deinem Essverhalten auffallen wird. Vielleicht isst du immer mittwochnachmittags mehr Süßigkeiten, als gut für dich ist. Warum? Was ist mittwochs? Vielleicht ist da am Nachmittag immer das große

Projektmeeting, wo du dich vor der Chefin rechtfertigen musst, die dich doch sowieso schon auf dem Kieker hat.

Oder du isst den ganzen Tag gesund und immer abends große Mengen Knabbereien. Vielleicht fühlst du dich abends einsam und versuchst, das mit Essen zu kompensieren. Manch einer hat auch schon ungesunde Essgewohnheiten bei sich entdeckt, wenn er mit einem bestimmten Familienmitglied zusammen ist. Ein angespanntes Verhältnis zu deiner Mutter kann dazu führen, dass du dich nach jedem Telefonat schlecht fühlst und versuchst, dieses Gefühl mit Essen zu unterdrücken. Du wirst mit der Zeit herausfinden, was deine Trigger sind. Die Ursache, warum wir negative Situationen verarbeiten, wie wir es tun, liegt fast immer in unserer Kindheit. Hier lohnt es sich, einfach mal ganz neutral zurückzublicken und zu schauen, wie man es gelernt hat. Wurde bei uns in der Familie mit Essen erpresst (»Du musst deinen Teller leer essen, sonst ...«)? Wurde mit Essen statt mit körperlicher Nähe und emotionalem Beistand getröstet? War Essen ein Gemeinschaftsevent oder musstest du alleine für dich in deinem Zimmer essen? Ganz wichtig ist dabei: Es geht nicht um Schuld, um Richtig oder Falsch und darum, die Vergangenheit zu betrauern. Es nützt dir nichts, deinen Eltern die Schuld für dein heutiges Essverhalten zu geben. Natürlich haben sie dich mit ihrer Erziehung und dem, was sie dir vorgelebt haben, geprägt – aber die gute Nachricht ist, du bist jetzt erwachsen und hast es nun selbst in der Hand, wie du dein weiteres Leben gestaltest. Es geht hier einzig und allein darum, dein eigenes Handeln besser zu verstehen. Denn nur wenn du selbst weißt, wo das Problem liegt, kannst du es auch lösen.

Es gibt verschiedene Arten von emotionalen Essern. Die meisten von uns sind eine Mischform, aber vielleicht erkennst du ja das ein oder andere Verhaltensmuster wieder.

Der Langeweile-Esser

Langeweile-Essen ist die leichteste Form von emotionalem Essen. Fast jeder Mensch kennt das: Die Besprechung ist langweilig, also geht der Griff immer wieder in die Schale mit Keksen auf dem Tisch. Man sitzt abends vorm Fernseher, das Programm ist so mäßig interessant, also geht der Gang zum Süßigkeitenschrank, es wird gesnackt und geknabbert, damit man wenigstens irgendwas zu tun hat. Hinter dieser Form des emotionalen Essens steckt nicht unbedingt ein seelischer Hunger, aber auf Dauer ist natürlich auch das ein Grund, warum du dein Wunschgewicht nicht erreichst. Langeweile-Essen lässt sich relativ leicht beheben. Auch hier hilft dir dein Ernährungsprotokoll. In welchen Situationen isst du aus Langeweile? Ist es zum Beispiel immer abends oder am Sonntagnachmittag? Dann wäre es sinnvoll, dir für diese Zeiten eine andere Beschäftigung zu suchen. Anstatt abends TV zu schauen, könntest du dir zwei Stunden Zeit zum Lesen nehmen. Das fordert uns mehr, wir haben dabei etwas in der Hand und kommen so gar nicht auf die Idee, unbedingt etwas knabbern zu müssen. Auch handarbeitliche Tätigkeiten können eine super Ablenkung sein. Wenn du gerne fernschauen möchtest, kannst du zum Beispiel nebenbei stricken oder häkeln, damit sind die Hände beschäftigt und es kommt nicht so schnell Langeweile auf. Auch ein Spaziergang am Abend und eine Stunde Sport im Verein können zu einem Ritual am

Abend oder am Wochenende werden und so alte Rituale wie Süßigkeiten knabbern auf der Couch ersetzen.

Der Frust-Esser

Der Frust-Esser ist meist nicht täglich mit seinem Problem konfrontiert. Oft hat er seine Ernährung weitgehend im Griff, aber sobald es zu einer Konfliktsituation kommt, flüchtet er sich in unkontrolliertes Essen. Frust-Esser sind meistens Menschen, die eher konfliktscheu sind. Sie sind insgesamt eher harmoniebedürftig und schlucken ihren Ärger eher runter, als dass sie Probleme offen ansprechen. Genau hier liegt der Knackpunkt, das Herunterschlucken von Dingen, die man eigentlich gerne sagen würde, wird hier wörtlich genommen.

Die langfristige Lösung hierbei ist zu lernen, seine Meinung zu äußern, Nein zu sagen, sich selbst und seine Bedürfnisse zur Priorität zu machen. Wenn dich deine Kollegin fragt, ob du ihre Schicht übernehmen kannst, du aber an dem Tag etwas vorhast, dann sagst du: »Nein, tut mir leid, da habe ich keine Zeit.«

Die Menschen werden natürlich zunächst erstaunt sein, weil es viele gibt, die das Verhalten gutmütiger Menschen gerne ausnutzen, und auch für dich selbst wird es zunächst oft unangenehm sein, klare Grenzen zu ziehen, einfach weil es ungewohnt ist. Aber keine Sorge, das ist reine Übungssache. Das kann jeder lernen. Fange klein an, mit Dingen, die dich nicht so viel Überwindung kosten. Vielleicht einfach ein freundliches »Nein danke« zu einem Fremden auf der Straße, der dich bittet, bei einer Meinungsumfrage mitzumachen, obwohl du nach einem langen Arbeitstag nur noch nach Hause willst. Du wirst merken, wie gut es sich anfühlt, zu kommunizieren, was man will und was nicht. Und nach einiger Zeit des Übens wirst du sicherlich immer noch gelegentlich in Konfliktsituationen kommen. Aber da du deinen Standpunkt klargemacht hast, wird es nichts mehr geben, was du mit Süßigkeiten herunterschlucken musst.

Der Schrei-nach-Liebe-Esser

Das Schrei-nach-Liebe-Essen ist die schwerste Form des emotionalen Essens. Und mit schwer meine ich, dass der Betroffene die meiste Arbeit und Energie aufwenden muss, um sich von diesem zwanghaften Essverhalten zu befreien. Ähnlich wie der Frust-Esser ist er eher konfliktscheu, sehr angepasst und wünscht sich eigentlich nur, endlich gehört und geliebt zu werden. Dieses Verhalten ist meistens in der Kindheit verwurzelt, kann aber auch durch traumatische Ereignisse im Laufe des Lebens entstehen. Wer sich nach Liebe und Anerkennung sehnt, ist auch meist selbst der Meinung, dass er diese aber doch eigentlich auch gar nicht verdient hat. Wenn du bereits in der Kindheit oder in früheren, toxischen Beziehungen das Gefühl vermittelt bekommen hast, dass du nicht gut genug und nicht liebenswert bist, dann führt das nicht nur dazu, dass du ein geringes Selbstwertgefühl bekommst, sondern es setzt dich auch unter enormen Stress und Druck. Niemand kann sich damit abfinden, ständig zurückgewiesen zu werden, also werden wir alles daransetzen, uns möglichst gut anzupassen, gute Noten zu schreiben, im Job erfolgreich zu sein und zu beweisen, dass wir doch liebenswert sind. Der Schrei-nach-Liebe-Esser kämpft permanent um seine Daseinsberechtigung in der Welt. Wenn du nie gelernt hast, dass du genau so, wie du bist, gut genug bist, dann wirst du dich jeden Tag aufs Neue beweisen müssen.

Wie oben schon erklärt, kann unser Gehirn tatsächlich einen körperlichen Hunger produzieren, obwohl wir uns eigentlich nach Zuwendung und Liebe sehnen. Das ist aber eher selten der Fall, die meisten Menschen spüren durchaus ein Sättigungsgefühl, können aber trotzdem einfach nicht aufhören zu essen. Der Schrei-nach-Liebe-Esser hat meist eine große Vorliebe für Süßes. Süße Speisen erinnern uns an unsere Kindheit, vielleicht sogar an die Muttermilch, an Geborgenheit und Zuwendung.

Dieses emotionale Essverhalten aufzulösen, erfordert viel Geduld mit sich selbst und in manchen Fällen kann es auch sehr hilfreich sein, mit einem Psychotherapeuten zu arbeiten, um eventuelle Traumata aus der Kindheit aufzuarbeiten. Der einzige Ausweg aus diesem Essverhalten ist, wieder zu lernen, sich selbst zu lieben und wertzuschätzen. Zu erkennen, dass dein Wert nicht abhängig ist von der Meinung anderer. Das Thema Selbstliebe hat ein eigenes Kapitel verdient, da es für uns alle der Schlüssel zu einem glücklichen und erfüllten Leben ist. Aber so viel kann ich dir schon mal verraten, auch sich selbst zu lieben, ist reine Übungssache. Dein Selbstbild ist heute so, wie du es dir dein bisheriges Leben lang eingeprägt hast. Das, was du dir jeden Tag selbst sagst, das glaubst du irgendwann auch. Wenn du wirklich etwas ändern möchtest, beginne damit, dir einen neuen Glaubenssatz zu überlegen. So absurd und peinlich er dir auch erscheinen mag. Zum Beispiel: »Ich bin genau richtig, wie ich bin.«

Mach dir eine Erinnerung in deinem Handy mit dem neuen Glaubenssatz und lasse dich drei Mal am Tag daran erinnern. Schreibe ihn dir auf ein Post-it und hänge ihn neben deinen Spiegel. Lies ihn dir selbst vor und sprich ihn laut aus. Und auch wenn es dir gerade total unangenehm vorkommt, probiere es mal ein paar Wochen aus. Je öfter wir etwas sehen und hören, desto selbstverständlicher wird es für uns. Unser Gehirn liebt Gewohnheiten und je vertrauter dir die Worte werden, umso mehr kannst du sie verinnerlichen.

8

Warum Stress krank und dick macht

Dass Stress jetzt nicht unbedingt so gesund ist, na ja, das wissen wir alle. Ständig rät einem jemand, den Stress zu reduzieren. Wenn wir zum Routinecheck zum Hausarzt gehen, dann fragt der immer: »Haben Sie denn viel Stress?«

Die meisten von uns antworten dasselbe: »Ach na ja, ein bisschen stressig ist es manchmal schon, aber nee, auch nicht mehr als bei anderen Leuten.« Aber das ist in der heutigen Gesellschaft, in der gefühlt jeder Zweite mit Burnout oder einer Vorstufe davon kämpft, nicht unbedingt so relativierend, wie wir es in dem Zusammenhang meinen. Die meisten Menschen verharmlosen Stress: »Das gehört dazu«, »Das hat man halt«, »Ja was soll ich denn machen? Ich kann doch nichts dafür«.

Um dem Stress auf den Grund zu gehen und zu verstehen, warum er nicht so harmlos ist, wie viele gerne glauben möchten, müssen wir zunächst einmal verstehen, was Stress denn eigentlich ist. Wenn es ums Thema Stress geht, dann leben wir alle eigentlich noch in der Steinzeit. Wir funktionieren immer noch genauso wie unsere Vorfahren. Stress war die Lebensversicherung der Steinzeitmenschen. Stress bedeutete eine akute Gefahrensituation – der Mensch geriet in den Fight-or-Flight Mode. Der Säbelzahntiger steht vor dir und du hast zwei Möglichkeiten: kämpfen oder fliehen. Der Körper schüttet das in der Nebennierenrinde gebildete Hormon Adrenalin aus und dann geht's los. Die Sinne werden schärfer, der Muskeltonus, der Blutdruck und der Blutzuckerspiegel steigen. Adrenalin ist ein kurzzeitiges Stresshormon; so schnell, wie es freigesetzt wurde, so schnell wird es auch wieder abgebaut. Heute sind wir selten in der Situation, dass wir gegen Säbelzahntiger kämpfen müssen, aber trotzdem funktioniert unser Körper immer noch genauso. Kurzzeitige Stressauslöser können zum Beispiel plötzliche laute Geräusche sein, du erschreckst dich und dein Körper schüttet Adrenalin aus. Das kann passieren, ist aber nicht der Grund, warum viele Menschen direkt auf ein Burnout zusteuern. Bleibt die Stresssituation über einen längeren Zeitraum bestehen, schüttet der Körper weitere Stresshormone aus, unter anderem Cortisol. Das wird zwar langsamer ausgeschüttet, aber auch sehr viel langsamer wieder abgebaut als Adrenalin.

Das Problem bei Cortisol ist, dass es Fett freisetzt, weil der Körper denkt, er müsse Reserven bereitstellen, um der Gefahr entfliehen zu können. Wenn du aber am Schreibtisch sitzt und gestresst bist, dann brauchst du die Reserven gar nicht. Um die Reserven parat zu haben, speichert der Körper das Fett unter anderem in der Leber oder im Bauch. Du bekommst Heißhunger, weil der Körper sich denkt: »Oha, lieber mal vorsorgen, scheinbar hält diese Gefahrensituation noch länger an.« Cortisol erhöht den Blutzucker und kann damit langfristig zu Insulinresistenz und später zu Diabetes Typ 2 führen. Es baut Muskeln ab, die wir nicht nur dringend für eine gute Körperhaltung brauchen, sondern die auch im Ruhezustand Energie brauchen und Fett verbrennen. Je weniger Muskeln wir also haben, umso weniger Fett verbrennen wir. Außerdem unterdrückt Cortisol das Immunsystem. Wenn der Körper davon ausgeht, dass er in akuter Gefahr ist, dann will er sich aufs Wesentliche konzentrieren.

Der Grund, warum viele Menschen aber trotz Dauermüdigkeit und Anspannung nicht der Meinung sind, dass sie Stress haben, ist, dass sie die »Gefahrensituation« für den Körper falsch einschätzen. Natürlich ist es nicht lebensgefährlich, wenn der Chef dich permanent Überstunden machen lässt oder du dir den ganzen Tag Gedanken machst, weil du heute Morgen zwei Kilo mehr auf der Waage hattest, aber für deinen Körper macht das keinen Unterschied. Der kann nicht unterscheiden, ob da gerade vor deiner Höhle ein Säbelzahntiger steht oder ob du die Brigitte-Diät mit 1100 Kalorien am Tag machst. Der Körper reagiert auf vermeintliche Bedrohungen immer gleich. Viele, die unter den oben genannten Beschwerden leiden, hinterfragen diese aber gar nicht, weil sie es abtun mit »Ach, das hat doch jeder« oder »Ich hatte schon immer Kopfschmerzen und Verspannungen«.

Langfristig kann aber ein zu hohes Stresslevel für viele Folgeerkrankungen verantwortlich sein. Und auch wenn wir nicht direkt schwer krank werden, sollten wir uns nicht damit abfinden, dass wir uns eben einfach immer schlapp, müde und unglücklich fühlen. Stress wird meist als von außen kommend empfunden. Wir haben das Gefühl, alles stürzt von außen auf uns ein und wir können selbst nichts dagegen tun. Aber warum gibt es dann Menschen, die einen vermeintlich sehr stressigen Job mit viel Verantwortung und langen Arbeitstagen haben und trotzdem meistens vollkommen entspannt und ausgeglichen wirken, wohingegen andere mit einem weit weniger fordernden Alltag sich permanent gestresst fühlen? Stress beginnt im Kopf und er ist vor allem subjektiv.

Um das besser zu veranschaulichen, nutze ich in meinen Coachings gerne die Stressampel des Psychotherapeuten Prof. Dr. Gert Kaluza. Er gilt als einer der führenden Experten im Bereich des Stressmanagements und hat eine ganze Reihe von Übungen und Strategien zur Stressbewältigung entwickelt.

Bei der Stressampel geht es darum, zunächst die Stressoren zu identifizieren. Das sind tatsächlich die Dinge, die von außen kommen und auf die wir keinen Einfluss haben. Zum Beispiel Lärm oder Zeitdruck. Da kannst du noch so viele Entspannungsübungen machen; wenn dein Nachbar regelmäßig um drei Uhr nachts die Stereoanlage voll aufdreht, dann ist dieser Lärm einfach Stress für dich. Wir können nicht verhindern, dass wir gelegentlich Lärm, Termindruck oder zwischenmenschlichen Konflikten ausgesetzt sind.

Deshalb gilt es, im nächsten Schritt seine persönlichen Stressverstärker auszumachen. Denn neben den äußeren Umständen sind es unsere eigenen Gedanken, womit wir den Stress noch verstärken. Sätze wie »Das schaffe ich sowieso nicht« oder »Ich muss aber doch schlafen, morgen ist die wichtige Präsentation« führen dazu, dass wir uns immer mehr in dieser Stressspirale verlieren.

Der dritte Punkt ist unsere persönliche Stressreaktion. Jeder reagiert anders auf Stress. Während sich die einen in übermäßiges Essen oder in Alkoholkonsum flüchten, machen anderen starke Verspannungen und chronische Schmerzen zu schaffen.

Im praktischen Teil des Buches findest du später noch einige Achtsamkeitsübungen, mit denen du langfristig lernen kannst, dein Stresslevel zu senken. Wenn du möchtest, kannst du aber auch jetzt schon mal das Buch kurz zur Seite legen, dir einen Zettel und einen Stift nehmen und dir einfach mal folgende Fragen beantworten:

- → Wann gerate ich in Stress?
- → Welche äußeren Umstände führen dazu, dass ich mich gestresst und überfordert fühle?

Dann überlege dir:

- → Was sind meine ganz persönlichen Stressverstärker?
- → Wie reagiere ich darauf?

Oftmals merken wir gar nicht, dass wir es eigentlich selbst sind, die diesen Teufelskreis am Laufen halten. Natürlich gibt es äußere Umstände, aber auch hier die gute Nachricht: Du bist den Ereignissen in deinem Leben nicht hilflos ausgeliefert. Du allein hast immer die Wahl, wie du damit umgehst. Deine Gedanken und dein Umgang mit der Situation entscheiden darüber, ob du das Problem noch verstärkst oder ob du ihm gelassen entgegentrittst.

Im Kapitel *Achtsamkeit im Alltag praktizieren* habe ich ein paar Übungen für dich zusammengefasst, die dir langfristig dabei helfen können, in Stresssituationen gelassener zu bleiben.

9

Dafür habe ich keine Zeit

Wie du vielleicht schon bemerkt hast, versuche ich dir mit diesem Buch nicht nur Lösungsansätze und praktische Übungen mitzugeben, um den Weg in die intuitive Ernährung zu finden, sondern ich versuche auch, mögliche Probleme anzusprechen. Denn diese Probleme, Hürden, Argumente, warum es nicht klappt, werden kommen. Manch einem fällt es leicht, neue Gewohnheiten anzunehmen und diese regelmäßig umzusetzen, andere tun sich wahnsinnig schwer. Unser Gehirn mag generell das, was es kennt, weil es einfacher ist. Einen neuen Weg einzuschlagen, kostet natürlich viel Eigeninitiative, Disziplin und Zeit.

In diesem Kapitel kümmern wir uns um den Faktor Zeit. Bestimmt hast du auch schon mal so etwas gedacht wie:

»Der oder die haben ja leicht reden, die haben ja Zeit, jeden Tag frisch zu kochen.«

»Sie arbeitet ja nur Teilzeit, natürlich hat sie Zeit für Sport.«

»Was weiß der denn schon, der hat ja auch nicht drei Kinder und einen Vollzeitjob. Natürlich ist der immer entspannt.«

Wir werden immer Argumente finden, warum andere etwas leichter umsetzen können und warum es für uns nicht möglich ist. Die meisten von uns sind fast schon besessen von dem Wunsch, alles möglichst effizient zu machen. Wir haben viele technische Geräte, die uns den Alltag erleichtern sollen, die uns mühsame und banale Tätigkeiten abnehmen. Wir machen Überstunden, arbeiten die Mittagspause durch, nur um mehr zu schaffen. Alles ist darauf ausgelegt, Zeit zu sparen. Aber wofür sparen wir denn eigentlich? Wenn wir heute alle unsere Aufgaben so viel schneller und effizienter erledigen können als noch vor 50 Jahren, müssten wir doch eigentlich alle unendlich viel Freizeit haben.

Ich weiß nicht, wie es dir geht, aber würde man Menschen danach befragen, ob sie denn mehr als genug Freizeit haben, dann würden die meisten wahrscheinlich lautstark protestieren:

»Im Gegenteil, ich komme zu gar nichts, habe nie Zeit für mich.«

»Ich bin immer nur für andere da, arbeite Tag und Nacht, ich habe nie frei.«

Natürlich bleibt freie Zeit übrig, wenn man die Wäsche nicht mehr im Fluss waschen oder seinen Käse selbst herstellen muss, aber die wenigsten verbringen die freie Zeit damit, im Park spazieren zu gehen, ihrem Hobby nachzugehen oder einfach nur irgendwo zu sitzen und die Zeit zu genießen. Stattdessen beherrscht uns dieser Drang nach Effizienz so sehr, dass wir auch unsere Freizeit maximal nutzen wollen. Einfach ein Wochenende auf der Couch verbracht und ein Buch gelesen? Wie, das ist alles? Wie langweilig. Und langweilig will nun wirklich niemand sein. Man will doch immer etwas zu erzählen haben, interessant und vor allem nicht faul wirken. Wenn am Montag alle deine Kollegen von ihren Städtetrips, Geburtstagspartys oder Wandertouren erzählen, dann willst du ja nicht der Langweiler sein, der einfach nur faul rumlag und seine Zeit verschwendet hat. Wir haben so viel Angst davor, Zeit zu verschwenden, dass wir unendlich viel Lebenszeit tatsächlich damit verschwenden, zu grübeln, wie wir effizienter sein könnten.

Vielleicht hast du schon mal von den Parkinson'schen Gesetzen gehört. Das sind Gesetze aus der Wirtschaftslehre, die eher ironisch zu betrachten sind, aber dennoch sehr viel Wahrheit beinhalten. Eines der Gesetze, das Gesetz zum Bürokratiewachstum, besagt, dass sich Arbeit in genau dem Maß ausdehnt, wie Zeit für ihre Erledigung zur Verfügung steht. Veröffentlicht wurden die Gesetze in den 50er-Jahren und im Zeitalter zunehmender Digitalisierung könnten sie nicht aktueller sein. Wir arbeiten und leben immer effizienter und erhoffen uns dadurch freie Zeit. Das wird aber nicht passieren, denn in der vermeintlich freien Zeit fallen wieder andere Arbeiten an.

Ein Beispiel ist der Frühjahrsputz. Wenn man ganz normal seine Wohnung putzt, wie man es immer macht, dann geht das relativ schnell. Man folgt einem immer gleichen Ablauf. Es ist klar, was zu tun ist, nicht mehr und nicht weniger. Wenn dich aber in deinem Urlaub oder an einem Samstag mal die Motivation überkommt, so richtig sauber zu machen und alles von Grund auf zu reinigen, dann wirst du wahrscheinlich ziemlich schnell bereuen, diese Büchse der Pandora geöffnet zu haben. Du wirst deine Verabredung am Abend absagen müssen und am besten nimmst du dir auch noch für die nächsten drei Wochen Urlaub. Denn selbst wenn du vermeintlich alles geputzt hast, wird dir noch diese eine Schublade einfallen, die du noch aufräumen könntest, und die Vorhänge im Gästezimmer, die wolltest du doch auch schon seit Jahren mal kürzen. So funktioniert es auch mit unserer freien Zeit. Wir sparen Zeit ein bei Dingen, die uns eigentlich guttun. Bewegung, Entspannung und ausgewogene Ernährung kommen zu kurz, dafür haben wir aber immer Zeit, mal schnell bei Instagram oder Facebook reinzuschauen, abends mal noch schnell zwei Stunden TV zu schauen oder unserem Partner zwei Stunden lang zu berichten, wie unmöglich sich die ewig nervenden Kollegen oder die Chefin wieder benommen haben.

Du sparst also hier am falschen Ende, nämlich an deiner Gesundheit und deinem Wohlbefinden. Wir haben alle am Tag 24 Stunden zur Verfügung, niemand hat mehr oder weniger, das ist immer gleich für jeden Menschen auf der Welt. Was uns unterscheidet, sind unsere Prioritäten und vor allem ob wir kurz- oder langfristig denken. Jede Nacht acht Stunden zu schlafen, kommt dir kurzfristig erst mal wie Zeitverschwendung vor, aber langfristig wird sich der Schlafmangel in Leistungsabfall, Gereiztheit und Übergewicht bemerkbar machen. Dann wirst du versuchen, diesen Dingen entgegenzuwirken, wirst Mühe, mehr Zeit und Energie investieren und wahrscheinlich trotzdem zu keinem Ergebnis kommen. Wenn du aber genau jetzt beginnst, dein Wohlergehen zu deiner Priorität zu machen, dann wirst du dir nicht nur viel Ärger ersparen, sondern langfristig auch Zeit.

Prioritäten ändern ist wie das meiste im Leben reine Übungssache. Wenn wir davorstehen, Dinge in unserem Leben zu ändern, stellen wir sie uns meistens schlimmer und schwieriger vor, als sie sind. Du wirst später im praktischen Teil schnell merken, dass du für eine ausgewogene und gesunde Ernährung nicht jeden Tag drei Stunden in der Küche stehen musst und dass auch niemand von dir verlangt, deinen Job zu kündigen, um auf einer sechsmonatigen Yoga- und Meditationsreise nach Bali zu deiner inneren Balance zu finden. Aber du solltest in erster Linie den Glaubenssatz »Sich selbst zur Priorität zu machen, ist egoistisch« loslassen. Redewendungen wie »Eigenlob stinkt« tragen dazu bei, dass die meisten von uns das Gefühl haben, Wertschätzung sich selbst gegenüber sei gleichzusetzen mit Egoismus. Ich sage dir, genau das Gegenteil ist der Fall.

»Aber meine Kinder brauchen mich, ich habe keine Zeit, mich um meine Bedürfnisse zu kümmern.«

»Aber ich muss so viel arbeiten, meine Kollegen und der Chef verlassen sich auf mich.«

»Wenn ich mich morgen krankmelde, dann platzt das ganze Projekt.«

Alle diese Aussagen haben eines gemein: »Ich kann nicht für mich da sein, weil andere mich brauchen.« Nur wie gut kannst du denn für andere da sein, wenn du selbst müde, ausgelaugt, traurig und von Selbstzweifeln zerfressen bist? Du kannst für deine Kinder nicht die Mama sein, die du eigentlich sein willst. Du kannst dich in der Firma nicht so einbringen, wie du es eigentlich möchtest, weil du dir selbst im Weg stehst. Es ist nicht egoistisch, auf deine eigenen Bedürfnisse einzugehen, es wäre eher egoistisch, andere vorzuschieben und ihnen die Schuld dafür zu geben, dass du unzufrieden bist. Es ist nicht die Schuld deiner Kinder, deines Partners oder deiner Kollegen, dass du dich selbst schlecht behandelst.

Äußere Umstände kannst du manchmal einfach nicht ändern, es gibt Zeiten im Leben, die sehr kräftezehrend sind, ganz klar. Wenn du kleine Kinder hast, kannst du samstags wahrscheinlich nicht ausschlafen. Wenn du gerade eine Firma aufbaust, kannst du im Urlaub wahrscheinlich nicht dein Handy ausschalten und ausspannen, aber du kannst deine innere Einstellung ändern. Gesunde Gewohnheiten müssen nicht jeden Tag mehrere Stunden in Anspruch nehmen, es können Kleinigkeiten im Laufe des Tages sein, die den Unterschied machen.

Ich schreibe mir zum Beispiel jeden Morgen eine To-do-Liste. Gerade wenn man selbstständig arbeitet, gibt einem das ein Gefühl von Struktur und ich habe festgestellt, dass es mir Sicherheit gibt. Sicherheit, dass ich nichts vergesse, und vor allem auch die Sicherheit, dass ich es schaffe, irgendwann mal fertig zu werden. Erinnern wir uns an das Parkinson'sche Gesetz: Wenn man keine festgelegten Anfangs- und Endzeiten beim Arbeiten hat, dann fallen einem noch unendlich viele Dinge ein, die man noch erledigen könnte.

Auf diese To-do-Liste schreibe ich aber nicht nur Berufliches oder Dinge wie Badputzen oder Einkaufen, sondern auch bewusst Dinge, die mit Genuss oder Selbstfürsorge zu tun haben. Da stehen dann so Dinge wie Spazierengehen, Mittagessen in der Sonne oder Yoga.

Behandle diese Dinge wie alle anderen Termine auch; wenn du einen Terminplaner nutzt, dann trage sie dir fix ein. Nach dem 13-Uhr-Meeting steht von 13 bis 13:30 Uhr Spazierengehen an. Natürlich funktioniert Entspannung nicht auf Knopfdruck und das langfristige Ziel sollte sein, sich immer wieder intuitiv Pausen und Genussmomente zu gönnen, aber gerade für Menschen, denen es schwerfällt, von der Arbeit abzuschalten, zu denen ich selbst im Übrigen auch gehöre, kann das ein guter Weg sein, sich an seine Pausen zu erinnern.

Außerdem motiviert es unheimlich, sich immer wieder kleine Inseln zu schaffen. Erinnerst du dich an die Leute, die immer bis zur Rente warten, um dann ihr Leben genießen zu können? Um das Hier und Jetzt besser wahrnehmen und genießen zu können, ist es wichtig, sich über den Tag hinweg kleine Selbstfürsorgemomente einzubauen. So lernt dein Gehirn langsam, dass es auch noch andere Wege gibt, um Freude und Befriedigung zu empfinden, die nichts mit übermäßigem Essen, Alkohol oder Zigaretten zu tun haben.

10

Warum Selbstliebe der erste Schritt ist

Kaum etwas im Leben fällt uns so schwer, wie uns selbst so anzunehmen, wie wir sind. Ich sage bewusst erst mal *uns anzunehmen*, denn sich selbst so richtig zu lieben, ist ja doch schon eher etwas für Fortgeschrittene. Viele Dinge, über die wir bei anderen hinwegsehen können, Makel und Imperfektionen, die wir bei anderen nicht nur akzeptieren, sondern sogar besonders charmant finden, interpretieren wir bei uns selbst als Schwäche. Wir sind selbst unser größter Kritiker, was natürlich einerseits nicht immer schlecht ist, weil es uns im Leben weiterbringt, andererseits stehen wir uns aber genau damit oft selbst im Weg.

Wenn wir an anderen Menschen Kritik äußern, dann sind wir immer sehr bedacht darauf, dass diese Kritik konstruktiv ist. Sprich sachlich, auf Dinge bezogen, die der andere tatsächlich ändern oder verbessern kann. Bei uns selbst sieht das meist anders aus. Wir sind unzufrieden mit unserem Körperbau und verurteilen uns selbst oft für Entscheidungen, die wir in der Vergangenheit getroffen haben und heute nicht mehr ändern können. »Hätte ich damals doch das Studium abgeschlossen, dann wäre ich heute erfolgreich.« Wir fällen auch bei den kleinsten Fehlern direkt ein vernichtendes Urteil über uns selbst (»Ich werde es niemals schaffen«) und wenn uns jemand ein nettes Kompliment macht, dann versuchen wir das Ganze schnell zu relativieren (»Ach nein, das hätte doch jeder gekonnt«). Warum ist das so? Warum sind wir nicht bereit, uns selbst mit der gleichen Liebe und Gelassenheit zu begegnen, wie wir den geliebten Menschen in unserem Leben begegnen?

Würdest du deinem Kind sagen, dass seine Lippen zu schmal sind? Deinem Partner, dass er sowieso niemals befördert wird? Oder deiner besten Freundin, dass es sowieso klar war, dass sie den Job nicht bekommt? Wahrscheinlich nicht. Wir lernen schon als Kinder Sätze wie »Eigenlob stinkt« und glauben, Menschen, die sich selbst zu toll finden, sind arrogant, überheblich und werden schon sehen, was sie davon haben. Sich selbst wertzuschätzen, hat also irgendwie immer einen negativen Beigeschmack.

Doch was passiert mit uns, wenn wir diese Glaubenssätze immer weiter verinnerlichen, uns selbst immer nur schlechtreden, unsere Erfolge als Nichtigkeiten abtun und unsere Misserfolge zelebrieren? Wir glauben irgendwann, was wir uns selbst einreden. Macht uns das zufrieden? Natürlich nicht. Niemand möchte jeden Tag hören, dass er nicht gut genug ist, weder von anderen noch von sich selbst. Meist folgt darauf eine Trotzreaktion, wir sind sauer auf uns selbst und kommen wieder in den Kreislauf: »Jetzt ist es sowieso schon egal, klappt ja wieder nicht.«

Langfristig führt das dazu, dass wir unsere eigenen ungesunden Gewohnheiten immer weiter verinnerlichen.

Wir wissen, dass wir es uns selbst sowieso nicht recht machen können, also hören wir auch irgendwann auf, es zu versuchen. Wir nehmen das Gefühl, mit sich selbst unzufrieden zu sein, als etwas Normales hin. Denn die anderen sind es ja auch. Es kommt im Gespräch mit anderen sogar gut an. Gerade bei Frauen ist es ein beliebtes Gesprächsthema, sich über eigene Makel und Unzulänglichkeiten auszutauschen. Es macht sogar sympathisch, wenn wir immer wieder zum Besten geben, was wir alles nicht können und was an unserem Aussehen alles nicht passt. Aber warum macht es denn sympathisch? Es ist doch immer so, dass uns bei anderen genau das triggert, was uns eigentlich an uns selbst stört. Wenn du auf eine selbstbewusste Frau triffst, die mit sich im Reinen und zufrieden mit ihrem Aussehen und ihrem Leben ist, und du dir denkst: »Ist die arrogant! Was fällt der eigentlich ein, so glücklich zu sein?« Was passiert da in dir? Es ist eigentlich tief drin, das, was du dir auch wünschst, aber weil es immer leichter ist, andere zu verurteilen, als an sich selbst zu arbeiten, ist es ganz natürlich, dass wir erst mal auf Abwehrhaltung gehen.

Wenn du diese Verhaltensmuster oft bei dir feststellst, dann frage dich immer zunächst mal: Warum habe ich diese Gefühle? Was triggert diese Person oder diese Situation in mir? Und wenn wir ehrlich zu uns selbst sind, was unumgänglich ist, wenn man erfolgreich etwas in seinem Leben verändern möchte, dann wirst du feststellen, dass du genau die Situationen und Menschen am negativsten wahrnimmst, die dir den Spiegel vorhalten. Die Arbeit an dir selbst beginnt auch genau da. Bei dir selbst. Sie beginnt im Innen. Sie beginnt nicht damit, Situationen zu meiden, nicht damit, die Schuld bei anderen zu suchen, sondern mit dem ehrlichen Betrachten deiner eigenen Glaubenssätze und Verhaltensweisen.

Stell dir einmal vor, du würdest jetzt direkt einfach so deinen Körper so akzeptieren, wie er gerade ist. Was wäre das Schlimmste, was passieren könnte? Was sind deine Befürchtungen? Dass du dann ja nie etwas an ihm ändern könntest, wenn du ihn einfach akzeptierst, wie er ist? Warum denn? Etwas erst mal so anzunehmen, wie es ist, heißt doch nicht, dass es nun auf ewig so bleibt. Aber gegeneinanderzuarbeiten ist meist wenig erfolgreich. Das gilt im Job und auch in der Arbeit an dir selbst und deinem Körper. Nur weil du jetzt die Entscheidung triffst, dich selbst so zu akzeptieren, wie du bist, heißt das ja nicht, dass du nicht zukünftig trotzdem mit deinem Körper an deiner eigenen Gesundheit arbeiten kannst. Das Miteinander ist hier das Zauberwort. All die Selbstkritik, das Zweifeln und Hadern mit dir und deinen Entscheidungen in der Vergangenheit kosten dich wertvolle Energie. Energie, die du darauf verwenden kannst, neue, positive und gesunde Gewohnheiten zu entwickeln.

Stell dir vor, du arbeitest in einer Firma und der Chef ist so ein richtiges Ekel. Man kann es ihm nie recht machen. Die Bezahlung ist mies und der kleinste Fehler wird mit drakonischen Strafen geahndet. Wie gerne arbeitest du in so einer Firma? Bist du bereit, dich mit all deiner Kreativität, deinem Können und deinem vollen Engagement einzubringen? Oder machst du nur das Allernötigste? Dann stell dir das Gegenteil vor. Eine tolle Arbeitsatmosphäre, die von Wertschätzung geprägt ist. Gute Bezahlung, tolle Work-Life-Balance und ein Chef, für den man gerne arbeitet. Hier ist man gerne mal bereit, ein paar Überstunden zu machen.

Hier hat man richtig Lust, sich einzubringen, weil man weiß, dass man für seine Leistungen angemessen bezahlt und wertgeschätzt wird.

Exakt so ist es mit dir und deinem Körper auch. Wenn ihr immer nur gegeneinanderarbeitet, wird diese Arbeit nie von Erfolg gekrönt sein. Wenn du dich aber entscheidest, deinen Körper bei seiner Arbeit zu unterstützen, wenn du ihn liebevoll behandelst, ihn gut versorgst und auch bereit bist, ihm kleine Fehler und Makel zuzugestehen, dann wird er es dir sehr schnell danken. Du wirst fitter, leistungsfähiger und fröhlicher. Langfristig wirst du einem gesunden Gewicht immer näherkommen, und das alles ohne täglichen Kampf und Selbstgeißelung.

Es ist also unumgänglich, jetzt die Entscheidung zu treffen, dich selbst so anzunehmen, wie du bist. Deinen Körper, so wie er jetzt aussieht. Deinen Charakter, deine Ängste und deine Schwächen. So wie es jetzt gerade ist, so ist es okay. Das ist kein »Sich-damit-Abfinden« – ganz im Gegenteil, es ist ein liebevoller Schritt, den du auf dich selbst zugehst, wobei du dir sagst: »So wie ich jetzt bin, bin ich okay. Alle Entscheidungen, die ich in der Vergangenheit getroffen habe, habe ich so getroffen, wie ich es zum damaligen Zeitpunkt eben konnte. Ich werde auch in Zukunft Fehler machen und Misserfolge erleben, aber trotzdem bin ich so, wie ich bin, okay. Mein Selbstwert definiert sich nicht über Anerkennung von außen. Ich werde versuchen, an den Dingen zu arbeiten, die ich ändern kann, und ich werde versuchen, die Dinge, die ich nicht ändern kann, zu akzeptieren.«

Der letzte Punkt ist ein ganz wichtiger: versuchen zu akzeptieren, was man nicht ändern kann. Und im nächsten Schritt sogar nicht nur zu akzeptieren, sondern genau das

Positive und Besondere an deinen Eigenarten wertschätzen zu lernen. Erinnerst du dich an die Schönheitsideale, von denen wir vorhin gesprochen haben? Was heute ein Makel ist, kann morgen schon das neue Schönheitsideal sein. Versuche deine individuelle Schönheit zu erkennen. Du musst nicht aussehen wie jemand anderes. Du musst dich nicht vergleichen. Die einzige Person, mit der du dich vergleichen kannst, bist du selbst. Mache dir zum Ziel, die beste Version von dir selbst zu werden und nicht eine schlechte Kopie von jemand anderem. Diese neue Sichtweise kannst du nicht nur auf dein Aussehen übertragen, sondern auch auf deine Persönlichkeit. Es stört dich, dass du so sensibel und feinfühlig bist? Mache es dir nicht zum Ziel, so tough wie jemand anderes zu werden. Mache dir bewusst, dass es etwas Positives ist, dass du dich so gut in andere hineinversetzen kannst. Sei dir bewusst, dass es eine Gabe ist, empathisch zu sein und Dinge wahrnehmen zu können, die andere gar nicht bemerken. Wenn du deinen Blick auf diese Dinge veränderst, wirst du feststellen, dass deine vermeintlichen Schwächen gar keine solchen sind, sondern deine ganz eigene, persönliche Superpower.

Und auch hier gilt wieder: Erkennen und akzeptieren bedeutet nicht Stillstand, sondern Fortschritt. Sich mit etwas abzufinden, bedeutet eher Bequemlichkeit. Man ist eben unzufrieden mit sich selbst, weil es alle anderen auch sind. Aber sich selbst in Liebe zu begegnen, bedeutet ständiges Wachstum und Bereitschaft, sich weiterzuentwickeln. Das ist das größte Geschenk, das du dir selbst machen kannst. Den Entschluss zu fassen, dich selbst mit allem, was dazugehört, zu akzeptieren.

»Leichter gesagt als getan«, wirst du jetzt wahrscheinlich sagen. Das stimmt – man kann seine Einstellung nicht von jetzt auf gleich ändern, aber das musst du ja auch nicht. Das ist hier noch gar nicht unser Anspruch. Ich habe später noch einige Übungen für dich, mit denen du dich ganz langsam und Schritt für Schritt auf den Weg zu mehr Selbstliebe machen kannst, aber den Entschluss dazu, den kannst du jetzt direkt fassen. Die Entscheidung, dir zukünftig mit Liebe und Wertschätzung begegnen zu wollen, ist der erste Schritt. Wird es sofort funktionieren? Wirst du niemals Rückschläge oder Enttäuschungen erleben? Definitiv nein. Aber nur mit der Bereitschaft, etwas zu ändern, wirst du langfristig erfolgreich sein.

11

Ernährungsprotokoll erstellen

Es gibt die unterschiedlichsten Gründe, warum Leute zu mir in die Beratung kommen. Bei vielen geht es natürlich um das Thema Gewichtsmanagement. Andere haben augenscheinlich keine Gewichtsprobleme, fühlen sich aber seit Jahren in einem restriktiven Essverhalten gefangen und möchten endlich die Spirale aus Diät, Verzicht, Schuld und schlechtem Gewissen verlassen. Manche haben gar nicht so schwerwiegende Probleme und sehen die Beratung als eine Art Wellness an. Sie wollen sich selbst etwas Gutes tun, sich gesünder ernähren, Stress reduzieren und lernen, sich selbst wieder liebevoller und fürsorglicher zu behandeln. Was auch immer der Grund ist: Eine Ernährungsprotokoll-Analyse ist für mich fast immer das Mittel der Wahl.

Lass dich hier nicht von dem Namen täuschen. Viele denken dabei gleich an Kalorienzählen, an Nährwertangaben, Verbote und Prozentsätze bestimmter Makronährstoffe, die es einzuhalten gilt. Damit hat die Methode, nach der ich arbeite, nichts zu tun. Es geht nicht darum, dass ich dir bei der Analyse sage, was du falsch machst, dass du hier zu viel Kuchen und da zu viel Brot gegessen hast. Wie du ja im Laufe des Buches schon gemerkt hast, betrachte ich Ernährung als etwas Ganzheitliches, als Teil des Lebens, als emotionalen Faktor.

Du kennst bestimmt den alten Spruch »Du bist, was du isst«. Ja, da stimme ich zu, aber ich formuliere ihn auch gerne andersrum: Du isst, was Du bist. Das trägt sich gegenseitig: So wie wir unseren Körper versorgen, so fühlen wir uns. Aber wir behandeln unseren Körper auch genau so, wie wir uns innerlich fühlen. Wir kompensieren zum Beispiel negative Gefühle mit viel Zucker oder Stress mit Alkohol. Wenn wir das Gefühl haben, über einen bestimmten Bereich in unserem Leben keine Kontrolle zu haben, dann versuchen wir eventuell durch ein extrem strenges und diszipliniertes Ernährungs- und Sportprogramm, dieses Gefühl der Kontrolle wiederherzustellen. Genau solche Verhaltensmuster lassen sich aus einem Ernährungsprotokoll ablesen.

Natürlich kann dieses Buch nicht den persönlichen Kontakt in der Beratung ersetzen, aber es kann ein kleiner Schritt sein, um dich selbst und deine Essgewohnheiten besser zu verstehen. Das Wichtigste beim Führen eines Ernährungstagebuches ist absolute Ehrlichkeit. Niemand außer dir wird diese Tabelle zu sehen bekommen, also tue dir selbst den Gefallen und fülle sie gewissenhaft aus. Auch das ist schon ein großer Schritt: ehrlich zu sich selbst zu sein und keine Angst davor zu haben, dass eventuell Dinge ans Licht kommen, die wir sonst gerne verdrängen.

Ich empfehle immer, das Ernährungstagebuch sieben Tage lang zu führen. Du weißt selbst, jeder Tag ist anders. Dein Tagesablauf an einem Montag schaut wahrscheinlich ganz anders aus als der an einem Samstag. Auch lassen sich so gut Muster herauslesen. Wie ist dein Essverhalten, wenn du unter Stress bist (zum Beispiel im Joballtag), und wie ist es, wenn du einen freien Nachmittag zu Hause hast? Suche dir für dein Tagebuch also am besten eine richtig typische Woche aus deinem Leben aus. Nicht unbedingt eine Woche, in der du Urlaub hast oder verreist bist. Wenn dein Alltag aus vielen Geschäftsreisen besteht, dann kann natürlich auch das für dich eine Durchschnittswoche sein.

Kaufe dir am besten ein kleines Büchlein oder einen Block, den du immer dabeihaben kannst. Natürlich kannst du das Protokoll auch zunächst auf deinem Handy führen. Für die eigentliche Analyse ist es aber wichtig, das Protokoll später auf Papier zu übertragen. Auf der nächsten Seite findest du eine Beispiel-Tabelle.

Ernährungsprotokoll Beispieltabelle

Uhrzeit	Was habe ich gegessen?	Wie viel davon?	Wo habe ich gegessen?	Mit wem habe ich gegessen?	Wie habe ich mich dabei gefühlt?

Genau so eine Tabelle zeichnest du dir in deinem Buch für jeden Tag der Woche ein. In der ersten Spalte trägst du die Uhrzeit ein. Das muss natürlich nicht exakt sein. Ob du dein Frühstück um 9:30 Uhr oder um 10 Uhr einnimmst, spielt keine Rolle. Aber später in der Analyse kannst du hier zum Beispiel herauslesen, ob du zu bestimmten Tageszeiten besonders anfällig bist, mehr zu essen, als du brauchst. In Kombination mit den Spalten »Wo?« und »Mit wem?« lassen sich oft ganz interessante Muster beim Thema *emotionales Essen* erkennen. In der nächsten Spalte trägst du ein, was du gegessen hast. Natürlich musst du hier nicht einzelne Zutaten aufschlüsseln – »Linsensuppe«, »Pommes« oder »Käsebrot« reicht hier völlig aus.

In der dritten Spalte trägst du ein, wie viel du davon gegessen hast. Keine Sorge, hier musst du jetzt nicht die Küchenwaage auspacken. Es ist nicht wichtig, ob du 62 oder 68 Gramm Erdnüsse gegessen hast. Angaben wie »eine Hand voll« oder »eine kleine Schüssel« genügen.

Viele messen dieser Spalte die größte Bedeutung bei, weil sie denken: »Na klar, ich esse einfach von manchen Dingen zu viel, das sehe ich dann in der Tabelle.« Jein. In der klassischen Ernährungsanalyse macht man das natürlich so. Wenn jemand schreibt, er isst jeden Morgen zum Frühstück fünf Brötchen mit Nutella, dann ist der Grund für das bestehende Übergewicht sofort gefunden. Aber wem nützt der Grund, wenn wir die Ursache nicht verstehen? Dass fünf Nutellabrötchen am Morgen nicht gerade ein gesundes und figurfreundliches Frühstück sind, muss ich dir wohl nicht sagen, das ist doch jedem klar. Aber die interessante Frage ist doch: Warum müssen es denn jeden Morgen diese fünf Brötchen mit zuckersüßem Schokoaufstrich sein? Du siehst also, die Menge ist natürlich interessant für die Beurteilung, aber nicht der wichtigste Faktor.

Hier hört dann das herkömmliche Ernährungstagebuch meist schon auf. Mehr Infos werden nicht abgefragt. Aber für uns wird's jetzt erst interessant. In der nächsten Spalte trägst du ein, wo du gegessen hast. Und hier möchte ich dich bitten, relativ konkret zu werden. Einmal ist es natürlich sehr interessant, ob du zu Hause oder bei der Arbeit gegessen hast. Aber auch da gibt es ja unzählige Möglichkeiten. Hast du auf der Couch vorm Fernseher gegessen oder am Esstisch? Hast du am Schreibtisch vorm PC gegessen, im Auto oder in der Kantine? Das mag dir auf den ersten Blick total irrelevant erscheinen, aber es ist für mich in der Analyse immer ein sehr interessanter Punkt.

Hier geht es viel um Achtsamkeit, ums Nebenher-Essen und ums Stress-Essen. Wenn du dich mit deinem Essen an den Tisch setzt und es in Ruhe mit Wertschätzung genießt, dann bist du in einem komplett anderen emotionalen Zustand, als wenn du nebenbei TV schaust oder gestresst am Schreibtisch im Büro isst, weil wieder keine Zeit für eine Mittagspause war. Du wirst sehen, das wird auch für dich später in der Selbstanalyse eine sehr aufschlussreiche Kategorie sein.

Meine Lieblingsspalte betrifft die Frage, mit wem ich gegessen habe. Auch hier sind viele erst mal verwundert, warum sie das ausfüllen sollen. Es kommt natürlich darauf an, was genau es bei dir aufzudecken gibt. Aber gerade emotionales Essen, sprich eine seelische Leere, die mit Essen gefüllt wird, oder auch zwischenmenschliche Konflikte, die zu einem ungesunden Essverhalten führen, können wir hier sehr gut aufspüren. Du führst die Tabelle nur für dich selbst, also reicht es natürlich aus, wenn du hier Namen einträgst. Du kannst auch einfach eintragen »Familie« oder »Kollegen«, aber du weißt ja selbst am besten, ob es Personen in deinem Leben gibt, mit denen ein angespanntes Verhältnis besteht. Hier gilt: je konkreter du bist, desto besser. Auch wenn du nicht mit anderen isst, dann trage das bitte ein. Vielleicht fällt dir am Ende der Woche auf, dass du in Gesellschaft mit Freunden und Kollegen normale, gesunde Portionsgrößen isst und, sobald du abends alleine auf der Couch sitzt, zu übertriebenem Süßigkeitenkonsum neigst.

Wie schon im Kapitel *Emotionaler Hunger und Frustessen* besprochen, spielen hier die Faktoren Einsamkeit und Langeweile eine Rolle. Schreibe bitte auch auf, wenn du während des Essens mit jemandem telefonierst oder chattest. Auch wenn wir nicht physisch zusammen am Tisch sitzen, kann ein Chef, der nach Feierabend im Minutentakt WhatsApp-Nachrichten und E-Mails schreibt, unser Wohlbefinden und damit auch unser Essverhalten stark beeinflussen.

Ich würde dir auch empfehlen, dir gegebenenfalls noch zusätzliche Notizen zu machen. Du musst nicht zwangsläufig direkt beim Essen mit jemandem Kontakt haben, aber vielleicht fällt dir ja selbst ein Muster auf. Immer wenn du mit deiner Schwester telefonierst, zu der du vielleicht ein angespanntes Verhältnis hast, geht dein Weg zum Kühlschrank oder zur Süßigkeitenschublade. Sei in dieser Woche einfach besonders achtsam mit dir und deinem Verhalten.

Der letzte Punkt ist natürlich auch besonders wichtig. Vielen fällt es zunächst schwer, zu benennen, wie sie sich dabei gefühlt haben. »Na, wie soll ich mich denn gefühlt haben? Ich hatte halt Hunger und danach habe ich mich satt gefühlt.« Wir sind es nicht gewohnt, uns im Alltag so stark mit unseren Gefühlen auseinanderzusetzen, aber gerade bei der intuitiven Ernährung ist das wahnsinnig wichtig. Versuche, die Frage mal nicht nur auf körperliche Empfindungen zu beziehen. Natürlich ist es auch relevant, ob du dich nach dem Essen angenehm satt oder unangenehm voll fühlst, aber vor allem ist es interessant, mit welchen Emotionen du die Mahlzeit oder auch die Snacks verbindest. Es erfordert schon ein großes Stück Arbeit und Engagement deinerseits, eine ganze Woche lang bei jedem Keks oder Apfel aufzuschreiben, wie du dich dabei gefühlt hast. Aber bedenke immer, wir arbeiten hier an einer langfristigen Ernährungsumstellung. Wenn es dir heute gelingt, ungesunde Muster aufzudecken und sie langfristig aufzulösen, dann wirst du dein ganzes weiteres Leben davon profitieren. Trage in dieser Spalte also bitte ein, ob du dich nach dem Schokoriegel schuldig gefühlt hast oder schwach oder einfach glücklich und zufrieden. Vielleicht hast du dich nach dem ersten Riegel noch glücklich gefühlt und erst nach dem dritten kam das schlechte Gewissen auf. Hast du dich beim Essen mit der Familie gestresst gefühlt, beobachtet oder verurteilt? Hast du dich nach dem Salat zu Mittag stolz gefühlt und überlegen, weil du nicht beim Buffet schwach geworden bist wie deine Kollegin? Das sind alles wichtige Informationen, und je länger du dieses Tagebuch führst, desto leichter wird es dir fallen, Gefühle zu benennen.

Wahrscheinlich werden dir im Laufe der Woche schon einige Dinge auffallen, das kommt ganz automatisch. Wenn wir etwas schwarz auf weiß auf Papier sehen, wird es uns plötzlich viel bewusster. Manches hast du dir wahrscheinlich schon gedacht, wolltest es aber vielleicht nicht wahrhaben oder hast es als unwichtig abgetan. In dem Moment, in dem du es in dein Tagebuch einträgst, merkst du wahrscheinlich schon selbst, dass du dir mit der ein oder anderen Verhaltensweise nicht guttust. Hier ist es aber ganz wichtig, die Woche so normal wie möglich zu Ende zu bringen. Es nützt nichts, wenn du an Tag 1 feststellst: »Oh, ich esse abends auf der Couch immer eine Tafel Schokolade. Alles klar, ich weiß Bescheid. Ich muss das Protokoll nicht weiterführen, morgen gibt's Salat.«

Wir wollen ja herausfinden, warum du tust, was du tust, also versuche in dieser Woche nicht in dein Essverhalten einzugreifen. Ein Tipp, den ich immer noch gerne gebe, ist, dich nach jedem Snack und jeder Mahlzeit zu fragen: Habe ich gerade aus Hunger gegessen? Wenn du wirklich aus Hunger gegessen hast, markierst du dir diese Mahlzeit mit einem Sternchen. Warum danach? Würdest du dich das davor fragen, würdest du ja bereits in dein Essverhalten eingreifen. Du würdest dir überlegen, ob du die Schokolade wirklich essen möchtest. Das ist natürlich langfristig wünschenswert, aber in der Analyse geht es nicht darum, Verhaltensmuster zu ändern, sondern zunächst erst mal alles so laufen zu lassen, ganz wertungsfrei, und nur zu beobachten. Wir neigen aber natürlich alle dazu, sobald uns etwas vermeintlich Negatives aufgezeigt wird, es sofort ändern zu wollen. Aber denk daran, es geht hier nicht um eine Diät, die wir nur zwei Tage durchhalten und nach der wir dann wieder in alte Muster verfallen, es geht um eine ganzheitliche Lebensweise.

Versuche also so gut es geht, nicht zu be- und vor allem nicht zu verurteilen, was du da aufschreibst. Das ist natürlich leichter gesagt als getan, ich weiß. Bedenke immer, wir können später immer noch alles überdenken und analysieren, aber die intuitive Ernährung braucht nun mal einfach Zeit und Geduld.

12

Ernährungsprotokoll analysieren

Jetzt ist die Woche also um. Wie gehst du denn nun selbst am besten an die Analyse heran? In der Beratung ersetzt mir das Ernährungsprotokoll natürlich nie das persönliche Gespräch. Hier werden die berufliche und familiäre Situation besprochen, Ängste, Sorgen, Erkrankungen, Unverträglichkeiten und die gesamte Vorgeschichte. Das Gute ist, wenn du dich selbst analysierst, kennst du diese ganzen Faktoren schon. Nun gilt es eigentlich nur noch, die Puzzleteile zusammenzusetzen. Wobei »nur noch« natürlich untertrieben ist, genau das ist ja die schwierigste Aufgabe.

Warum bist du hier?

Bevor du mit der eigentlichen Analyse beginnst, ist es wichtig, zu überlegen, wonach du eigentlich suchst. Würde mir jemand ein Ernährungsprotokoll vorlegen, ohne dass ich die Person oder die Vorgeschichte kenne, könnte ich wahrscheinlich auch relativ wenig damit anfangen bzw. es bestünde die Gefahr, dass ich manche Verhaltensweisen falsch deute. So ist es bei der Selbstanalyse auch. Es gibt unzählige Möglichkeiten, an so eine Analyse heranzugehen. Deshalb ist es ganz wichtig, zunächst die Grundproblematik zu benennen. Stell dir vor, du kommst zu mir in die Beratung und ich frage dich: »Worum geht's denn bei dir?« Nimm dir einen Zettel und schreibe dir stichpunktartig auf, weshalb du dich selbst überhaupt analysieren möchtest. Geht es ums emotionale Essen? Isst du eher zu viel oder zu wenig? Isst du mit schlechtem Gewissen oder verbietest du dir viel? Wenn du ehrlich zu dir selbst bist, dann kennst du doch deine Themen am besten. Für die Selbstanalyse ist es besser, an das Protokoll zunächst unbedarft heranzugehen. Wenn du dir vorher schon zu viele Gedanken machst, worauf du im Laufe der Woche achten willst, besteht die Gefahr, dass du unbewusst anders handelst und isst, als du es normalerweise tun würdest. In dem Moment, in dem du dir bewusst wirst, was du verändern möchtest, wirst du dazu neigen, es direkt schon in der Situation anders zu machen. Das könnte dein Ernährungsprotokoll verfälschen. Ich würde dir also raten, zunächst eine Woche dein Protokoll zu schreiben. Ganz wertungsfrei und ohne zu überlegen, was es bei dir aufzudecken gibt, und erst am Ende der Woche schreibst du dir auf, was dein konkretes Anliegen ist und wonach du bei der Analyse suchen möchtest.

Muster erkennen

Im Prinzip geht es in der Analyse darum, Muster in deinem Essverhalten zu erkennen. Um diese zu sehen, gibt es unterschiedliche Herangehensweisen. Du hast dir ja bereits aufgeschrieben, worum es bei dir konkret geht. Ich gebe dir nun ein paar Beispiele und auch Hinweise, wie du mit diesem konkreten Anliegen an die Analyse herangehst.

Gewichtsmanagement (Warum esse ich mehr, als ich brauche?)

Das ist wahrscheinlich das häufigste Problem. Emotionales Essen, mit Essen zu kompensieren, zu große Portionen oder zu häufig in ungesunde Essgewohnheiten zu rutschen.

Schau dir zunächst mal an, hinter welchen Mahlzeiten du ein Sternchen entdecken kannst. Um dir das Ganze besser zu veranschaulichen, kannst du die Mahlzeiten, bei denen du wirklich Hunger hattest, mit einem bunten Textmarker anstreichen. Jetzt ist die interessante Frage: Wie ist hier die Gewichtung? Hast du öfter aus Hunger gegessen oder hast du die meiste Zeit aus anderen Gründen gegessen? Meist ist das Zweite der Fall. Dann machen wir uns als Nächstes an die Frage: Wenn du nicht hungrig warst, warum hast du denn dann gegessen? Um das zu ergründen, gibt es auch mehrere Möglichkeiten. Zunächst macht es Sinn, sich die Spalte »Wie habe ich mich dabei gefühlt?« anzuschauen. Dort kannst du vergleichen: Wie hast du dich bei den Mahlzeiten gefühlt, bei denen du hungrig warst? Glücklich, satt oder nervös? Und wie hast du dich im Vergleich dazu bei den übrigen Snacks und Mahlzeiten gefühlt? Gibt es Unterschiede? Dann kannst du weitergehen und schauen: Hattest du bei allen Mahlzeiten, die du ohne Hunger gegessen hast, die gleichen Gefühle? Wenn bei jedem Snack die Gefühle Einsamkeit, Langeweile oder Frust auftauchen, dann hast du schon einige deiner Trigger für emotionales Essen gefunden. Wenn sich die Gefühle stark unterscheiden, dann schaue weiter in die Spalten »Wo?« und »Mit wem?«.

Gibt es Personen oder Situationen, die immer wieder auftauchen? Am Arbeitsplatz, mit einem Familienmitglied? Auch hier kannst du dir Namen und Orte markieren, um dir das Muster zu veranschaulichen. Vielleicht kristallisiert sich hier noch ein konkreterer Trigger heraus. War es eben noch ein abstraktes Gefühl wie Frust, hast du jetzt vielleicht schon eine konkrete Person oder eine Situation erkannt, die bei dir ein ungesundes Essverhalten begünstigt.

Vielleicht kannst du auch erkennen, dass mit einem bestimmten Gefühl ein bestimmtes Lebensmittel verbunden ist. Findest du hinter einem Schokoladen-Snack immer das Gefühl Traurigkeit? Dann frage dich selbst: Was versprichst du dir von genau diesem Lebensmittel? Schreibe dir auf, welche Gefühle du spontan mit Schokolade assoziierst. Ist es Glück, Trost, Geborgenheit, eine schöne Kindheitserinnerung? Das kannst du mit jeder Mahlzeit machen. Vergleiche dann deine Erwartungen mit dem tatsächlichen Gefühl. Hat dir der Snack die Glücksgefühle gebracht oder hattest du danach eher ein schlechtes Gewissen?

Bei der Analyse darfst du durchaus auch mal Gefühle hinterfragen. Warum hast du dich bei dem Frühstück am Montag glücklich und zufrieden und bei dem am Samstag schuldig gefühlt? Was war sonst noch los an diesen Tagen? Hier hilft es dir tatsächlich, neben dem Ernährungstagebuch auch noch ein klassisches Tagebuch zu führen. Das können auch nur ein paar kleine Notizen auf deinem Handy sein. Stell dir vor, du bist ein Detektiv, der einen kniffligen Fall lösen muss. Jede kleine Information kann hilfreich sein.

Und bedenke immer, wir sind gerade nur in der Analyse. Versuche nicht, jetzt direkt Lösungen zu finden, und auch wenn dir ungesunde Muster in deinem Verhalten jetzt richtig bewusst werden, versuche sie nicht zu bewerten. Um die Probleme später lösen zu können, ist es zunächst erst mal wichtig, sie aufzuspüren.

Restriktives Essverhalten (Warum kann ich mein Essen nicht genießen?)

Natürlich gibt es hier kein Entweder-oder. Viele Menschen wechseln zwischen diesen beiden Extremen. Sie sind zeitweise extrem diszipliniert und verbieten sich alles, um dann wieder in eine Phase zu rutschen, in der sie unkontrolliert viel mehr essen, als sie eigentlich brauchen.

Extremes Kalorienzählen oder die Angst, zuzunehmen, sind natürlich auch Formen von emotionalem Essen. Ich möchte dir aber hier verschiedene Ansätze zeigen, wie du ein Ernährungsprotokoll analysieren kannst. Es gibt dabei kein Falsch und kein Richtig, aber es erleichtert dir die Arbeit, wenn du dich zunächst auf die offensichtlichen Muster konzentrierst. Wenn du also schon weißt, dass es bei dir darum geht, dass du dir alles verbietest, Angst vor Kontrollverlust hast und immer nur mit schlechtem Gewissen essen kannst, dann beginnen wir bei dir mit der Spalte »Was?« und »Wie viel?«. Das wird dich jetzt vielleicht etwas verwundern bzw. du wirst dir vielleicht denken: »Ich wusste es doch, ich esse eigentlich doch immer noch zu viel.« Aber wir schauen auf etwas ganz anderes als auf die tatsächliche Menge oder das eigentliche Lebensmittel. Wenn jemand zu mir kommt, der sich wünscht, endlich wieder freier essen zu können, dann stelle ich eigentlich immer fest, dass diese

Leute ihr Ernährungsprotokoll ganz anders führen als andere. Menschen, die dazu neigen, mit übermäßigem Essen ihre Gefühle zu kompensieren, schämen sich meist eher für ihr Essverhalten. Sie essen oft heimlich, weil sie diese vermeintliche Schwäche nicht mit anderen teilen wollen. Wir assoziieren Kontrollverlust mit Schwäche und Disziplin mit Stärke, also mit einer positiven Eigenschaft. Menschen, die also sehr diszipliniert essen, neigen oft dazu, ihr Ernährungsprotokoll besonders akribisch zu führen.

Während es anderen schwerfällt, wirklich ehrlich jeden Snack aufzuschreiben, weil sie Angst haben, verurteilt zu werden, möchte es der restriktive Esser besonders gut machen.

Schau also mal genau hin, wie du deine Mahlzeiten beschrieben hast. Steht da einfach nur: »Frühstück: Käsebrot und Saft«, oder steht da: »½ Scheibe Roggenmischbrot mit ¼ TL Margarine, 1 Scheibe Gouda light und ein kleines Glas frisch gepresster Orangensaft«? Schau dir an, wie du deine Mahlzeiten beschreibst: Hast du genau die einzelnen Bestandteile aufgelistet? Wie sind deine Mengenangaben? Nur so ungefähr oder sehr konkret? Dann überlege: Warum hast du das so aufgeschrieben? Schaue auch in die Spalte »Wie habe ich mich dabei gefühlt?«. Bist du stolz, wenn du es schaffst, keine Süßigkeiten zu essen? Fühlst du dich überlegen, weil du dich und deinen Körper besser unter Kontrolle hast als andere? Und dann wäre der nächste Schritt, zu überlegen, warum. Sehnst du dich so sehr nach Kontrolle? Gibt es Bereiche in deinem Leben, die du auch gerne so gut kontrollieren würdest, was dir aber nicht gelingt?

Ein weiterer Ansatzpunkt besteht darin, zu schauen, wie du dich fühlst, wenn du alleine isst, und wie, wenn du mit

Menschen isst. Was passiert, wenn du in Situationen kommst, wo du dein Essen nicht hundertprozentig kontrollieren kannst? Fühlst du dich hilflos und nervös, wenn du in der Mensa oder im Restaurant essen musst, weil du nicht die genaue Zusammensetzung der Gerichte kennst? Oder kommen solche Situationen gar nicht vor, weil du sie meidest?

Dann kannst du natürlich wie oben beschrieben immer weiter in die Tiefe gehen. Gibt es besondere Orte, Menschen, Situationen, die dich nervös machen oder dir ein Gefühl von Kontrollverlust geben, das du wiederherstellen möchtest? Nimm dir immer einen Extra-Zettel mit dazu und schreibe dir jedes Gefühl und jede Erkenntnis direkt auf. Und auch hier ist es ganz wichtig, auch wenn negative und unangenehme Dinge ans Licht kommen, sie zunächst so anzunehmen. Sei dankbar, dass sie sich zeigen, und sieh es als Chance, nun mit diesen neuen Erkenntnissen zu arbeiten.

Ich kann dir natürlich hier in diesem Buch nicht jede Eventualität vorspielen, die man möglicherweise aus so einem Protokoll herauslesen könnte. Jeder von uns hat eine andere Geschichte und es gibt tausende von Möglichkeiten, aber ich denke, anhand der Beispiele oben hast du ein Gefühl dafür bekommen, wo es sich lohnt, genauer hinzuschauen.

Was, wenn du es nicht schaffst, das Protokoll eine Woche lang gewissenhaft auszufüllen, oder wenn es dir sehr schwerfällt, ungesunde Verhaltensmuster zu erkennen? Auch hier Achtung: Es gibt nicht nur *ganz* oder *gar nicht*. Denn auch diese Dinge verraten Interessantes.

Hinterfrage, warum es dir nicht gelingt. War es wirklich einfach nur eine stressige Woche mit vielen unerwarteten

Zwischenfällen? Dann versuchst du es nächste Woche noch mal. Klappt es wieder nicht, hinterfrage deine Prioritäten. Fällt es dir schwer, Eigenverantwortung zu übernehmen, oder hast du vielleicht sogar Angst vor dem, was du am Ende der Woche über dich selbst erfahren könntest? Das sind alles Ängste und Zweifel, die auf der Reise auftreten können. Aber mache dir immer wieder bewusst, dass es keine Hausaufgabe ist, die du für jemand anderen erledigen musst. Du musst nicht hier sein und dieses Buch lesen, du musst kein Protokoll führen und du musst auch für niemanden deine Gewohnheiten ändern. Alles, was du hier tust, tust du nur für dich selbst. Für dein eigenes Wohlbefinden. Versuche es nicht als lästige Aufgabe zu sehen, sondern als sinnvolle Zeit für dich. Du nimmst dir zwei bis drei Mal am Tag Zeit für dich, um dein Ernährungsprotokoll zu schreiben. Versuche es zu genießen, deine eigenen Gefühle zu hinterfragen. Sei dir bewusst, dass deine Sorgen und Ängste gehört werden wollen und dass sie sich immer wieder auf die ein oder andere Art zeigen werden, bis du ihnen deine Aufmerksamkeit schenkst.

13

Dem Körper wieder vertrauen

Wie du wahrscheinlich schon im Laufe des Buches gemerkt hast, hat dieses ganze Thema sehr viel mit Vertrauen zu tun. Vertrauen in deinen eigenen Körper, deine Fähigkeiten und Entscheidungen. Nun hast du wahrscheinlich dein Ernährungsprotokoll geführt und analysiert und eventuell sind da ein paar Dinge ans Licht gekommen, die du entweder schon geahnt hast oder die dir bisher vielleicht noch gar nicht so klar waren. Jetzt ist es naheliegend, zunächst einmal noch mehr an sich selbst zu zweifeln. Da kommen Gedanken auf wie: »Warum habe ich das denn nicht schon früher gemerkt?«, oder: »Das weiß ich doch schon lange, warum ändere ich es nicht einfach?«, oder: »Mit mir stimmt etwas nicht, warum kann ich denn nicht einfach normal sein?«

Ganz zu Beginn meiner Ausbildung zur Entspannungstrainerin lernten wir eine ganz wichtige Sache: Wenn man Coachings gibt oder Gruppen anleitet, sei es bei der progressiven Muskelentspannung, bei einer Meditation oder auch im persönlichen Gespräch – ein Wort, das wir aus unserem

Wortschatz streichen müssen, ist *einfach*. Versuche mal, dieses Wort nicht zu benutzen. Man denkt es zunächst nicht, aber es ist unglaublich schwer. Man benutzt es oft nur als Füllwort, egal, ob man sich an andere richtet oder auch in Gedanken an sich selbst: »Mach einfach ...«, »Lass einfach ...«. Das ist zunächst nicht weiter schlimm, wirst du denken. Aber gerade, wenn wir uns an unser Unterbewusstsein richten – und das tun wir zum Beispiel in der Meditation oder dem autogenen Training sehr stark –, kann dieses Wort einiges auslösen. Es suggeriert uns selbst oder auch der anderen Person nämlich, dass ihr Problem, ihre inneren Zweifel oder ihre Gedanken, Sorgen, Ängste nicht weiter ernst zu nehmen sind. Wenn jemand mit einem angehenden Burnout auf der Suche nach Hilfe zu einem Coaching kommt, dann ist die Antwort nicht: »Ach, entspann dich doch einfach.« Wenn ein Klient mit einer Binge Eating Disorder kommt, ist die Antwort nicht: »Ach, einfach mal ein bisschen weniger essen.« Und genau mit diesem Feingefühl solltest du auch dir selbst entgegentreten. Es ist nämlich so überhaupt gar nicht einfach. Es ist nicht einfach, eine Essstörung zu überwinden, es ist nicht einfach, seinen Körper nach jahrelangem Selbsthass zu lieben und anzunehmen. Und es ist nicht einfach, von Sorge, Angst und Misstrauen auf Vertrauen umzuschalten. Erwarte das also nicht von dir.

Im Kapitel *Achtsamkeit im Alltag praktizieren* werden wir noch etwas mehr darüber sprechen, wie man lernen kann, Situationen neutral und ohne Wertung zu betrachten, aber im Prinzip geht es zunächst darum. Vielleicht hast du im Laufe des Buches schon einige Erkenntnisse über dich selbst gewonnen und wahrscheinlich hattest du auch zu Beginn der Lektüre schon Wünsche, Sorgen und Ansprüche. Das ist ganz normal. Versuche zunächst, die neuen Erkenntnisse und Eindrücke mal auf dich wirken zu lassen. Versuche das, was du beim Führen des Protokolls erfahren hast, als Ist-Zustand anzunehmen. Das ist unser Ausgangspunkt. Von hier aus können wir nun losgehen und daran arbeiten. Damit sind wir schon mal ein ganzes Stück weiter am Vertrauen dran.

Im nächsten Schritt gilt es, mal zu überlegen, warum du glaubst, deinen Körper nicht hören zu können. Hast du das Gefühl, er gibt dir falsche Signale – etwa Hunger, obwohl du gerade gegessen hast? Oder ist euer Verhältnis durch Krankheit gestört? Oder vielleicht hast du auch eine konkrete Vorstellung davon, wie dein Körper auszusehen und zu sein hat, und bist deshalb unzufrieden mit ihm? Egal, ob dein Körper gerade gesund oder krank ist, dick, dünn, alt, jung, stark, schwach – er ist ja nun mal gerade jetzt in diesem Moment für dich da. Wir denken immer, unser Körper müsse erst mal etwas leisten, damit wir ihn lieben können. Er muss gesund werden, schlank werden, straff, kurvig, makellos, was auch immer, dann belohne ich ihn mit Liebe. Aber so funktionieren Beziehungen nicht. Du sagst ja auch nicht zu deinem Partner: »Jetzt bringst du mir mal drei Jahre lang jeden Morgen mein Frühstück ans Bett, schenkst mir täglich Rosen und überschüttest mich mit Komplimenten und wenn ich dann irgendwann mal Lust habe, dann gebe ich dir auch ein bisschen Liebe zurück.« Wenn du es also jetzt mal gut sein lässt, so wie es ist, und deinem Körper mal zuhörst, dir ab heute vornimmst, ihn gut zu behandeln, und aufhörst, ihm zu sagen, wie er unbedingt sein soll, dann sind das gar keine Vorschusslorbeeren, die er von dir bekommt. Eigentlich geht er in Vorleistung, er ist seit Jahren für dich da und hat es verdient, jetzt mal ohne irgendwelche Forderungen geliebt zu werden.

Ich stelle oft fest, dass viele Menschen Gefahren und Dinge, die ihnen schaden, falsch einschätzen. Auf der einen Seite trauen sich viele nicht an Sport ran:

»Ich kann doch keine Yoga-Stunde besuchen, ich bin so ungelenkig.« »Entspannungsübungen sind nichts für mich, da werde ich ganz nervös.«

»Nach dem Sport tut mir alles weh, das kann ich mit meinem Gewicht nicht machen.«

»Diese Situation stresst mich so sehr, dem kann ich mich nicht aussetzen, dafür bin ich zu schwach.«

So oder so ähnlich argumentieren viele. Man hat dieses Selbstbild, das man sich selbst jeden Tag wieder bestätigt. Man hat Angst, sich zu überfordern, zu scheitern, oder das Gefühl, seinem schwachen Körper nichts mehr zumuten zu können. Also schont man sich lieber. Beim Yoga kann man sich verletzen, beim Laufen die Gelenke kaputtmachen und einer neuen, angsteinflößenden Situation kann man psychisch nicht gewachsen sein. Ja, stimmt alles. Aber je mehr wir uns selbst wie ein fragiles Objekt behandeln, umso mehr werden wir genau das. Auf der anderen Seite unterschätzen viele die Gefahren von chronischem Stress, denn genau das ist diese permanente Vermeidungshaltung: Sie ist Stress für unseren Körper und was der mit uns macht, darüber haben wir ja bereits gesprochen. Ich sage dir natürlich nicht, dass du jetzt sofort von null auf hundert in den Spagat springen sollst und dass es nicht so schlimm ist, wenn du dir dabei etwas brichst oder zerrst, aber wenn wir uns immer selbst wie das Opfer äußerer Umstände behandeln, dann werden wir das auch irgendwann. Um zu sehen, wie stark dein Körper eigentlich ist, was er alles für tolle Sachen kann, musst du dich selbst auch mal aus deiner Komfortzone bewegen.

Jetzt werden einige sicher protestieren und sagen: »Aber, Resi, meine Lage ist alles andere als komfortabel. Es geht mir schlecht, körperlich und psychisch. Wie kannst du da von Komfortzone sprechen?« Komfortzone heißt nicht, dass etwas besonders schön und angenehm ist. Ein Angestellter, der in seinem Job todunglücklich ist und sich trotzdem nicht überwinden kann, zu kündigen, um sich neuen Herausforderungen zu stellen, lebt genau in dieser Komfortzone, obwohl es ihm gar nicht gutgeht. Es geht hier nur um Gewohnheiten, die liebt unser Gehirn nämlich. Auch wenn etwas unangenehm ist, ist Unsicherheit für unser Gehirn noch schlimmer. Wenn du dich jahrelang mit deiner Rolle als Binge Eater, als die Unsportliche, als die Erfolglose abgefunden und vor allem auch identifiziert hast, was bleibt denn dann am Ende noch, wenn du auch das nicht mehr bist? Unangenehme Faktoren in unserem Leben können schnell Teil unserer Identität werden. Die große Frage »Wer bin ich denn dann?« macht uns Angst. Das ist erst mal schwer zu verdauen. Viele fassen diesen Denkansatz zunächst negativ auf und fühlen sich angeklagt, selbst dafür verantwortlich zu sein, dass es ihnen so schlecht geht. Versuche das Ganze aber mal im Umkehrschluss zu betrachten. Es geht hier nicht um Schuld, sondern um Eigenverantwortung. Sieh es doch eher so, dass es deine eigene Verantwortung ist, dass es dir wieder gutgeht. Sieh es als großes Glück und als Befreiungsschlag. Natürlich macht Eigenverantwortung erst mal Angst, aber es ist auch ein unglaublich großes Geschenk und eine wahnsinnige Erleichterung, zu wissen, dass man selbst in der Lage ist, zu entscheiden, wie man sich fühlt und wer man sein möchte.

Stell dir vor, du hast ein Kind und dem sagst du immer: »Nein, das kannst du nicht, das schaffst du nicht. Lass es lieber, es ist zu gefährlich.« Was wird passieren? Es wird nie etwas versuchen, und zwar aus Angst, zu scheitern oder sich zu verletzen. Es wird aber auch – und das ist das eigentlich Verheerende – nie ein Erfolgserlebnis haben. Wir alle brauchen diese Erfolgserlebnisse. Wir kommen hilflos auf die Welt, irgendwann lernen wir sitzen, krabbeln, stehen, machen unsere ersten, unsicheren Schritte. Wir haben Bammel vor dem ersten Schultag, meistern ihn, sind stolz. Kannst du dich noch erinnern, wie unendlich stolz du warst, als du zum ersten Mal alleine deinen Schulweg gegangen bist oder Fahrrad ohne Stützräder gefahren bist? Wie dich das beflügelt hat? Es hat dich mutiger gemacht und du konntest Selbstvertrauen fassen, um den nächsten Schritt zu wagen.

Als Kind verlassen wir andauernd unsere Komfortzone, ständig ist irgendetwas neu, gefährlich, ungewiss und trotzdem stürzen wir uns hinein und scheitern so lange, bis wir es irgendwann schaffen. Warum fangen wir als Erwachsene also irgendwann an, uns diese Erfolgserlebnisse zu verwehren, indem wir uns selbst und unserem Körper nicht mehr die Chance geben, über uns hinauszuwachsen?

Du wirst nie spüren, was für ein Wunderwerk dein Körper ist, wenn du ihn nie an seine Grenzen bringst. Warum ist es ein Argument, nicht in die Yoga-Klasse zu gehen, weil man nicht flexibel ist? Wäre es nicht witzlos, etwas Neues zu lernen, wenn man es doch sowieso schon kann? Um wieder Vertrauen zu dir und deinem Körper zu fassen, musst du ihn bewegen. Nirgendwo spüren wir so gut unsere eigene Kraft wie in der Bewegung. Du bist unflexibel? Super, umso größeres Potenzial für ein Erfolgserlebnis. Du hast keine Kondition und dich seit Jahren nicht bewegt? Perfekter Zeitpunkt, um heute damit anzufangen. Das Ziel ist nie, so gut wie oder besser als dieser oder jene zu sein. Der Maßstab bist immer nur du selbst – und zwar du selbst vor einem Tag, vor zwei Wochen oder einem Monat. Das sind deine Erfolgserlebnisse. Du kannst dein Bein heute einen Zentimeter weiter strecken als letzten Monat? Was für ein Erfolg! Die Frau auf der Matte neben dir, die so beweglich ist? Die kann es immer noch nur so toll wie letzte Woche, nicht besser.

Verstehst du? Da, wo Ängste sind, da sind auch Chancen, sie zu überwinden. Sich selbst weiterzuentwickeln und an sich zu arbeiten, das sind Gelegenheiten für Erfolgserlebnisse. Natürlich sind es auch Gelegenheiten für Misserfolge, aber auch das ist ja eine Frage der Definition. Jeder Tag ist wieder ein neuer Anfang und du hast jeden Tag wieder die Chance, es besser oder auch nur anders als gestern zu machen. Allein die Tatsache, etwas zu versuchen, raus ins Leben zu gehen und sich Herausforderungen zu stellen, ist ein Erfolgserlebnis, weil es vielleicht etwas ist, das dein Ich vor zwei Monaten noch nicht getan hätte.

Wenn wir noch mal zum Thema Stress zurückkommen, dann unterscheiden Psychologen zwischen Di- und Eustress. Distress das ist der negative Stress, die Dauerbelastung durch nagende Selbstzweifel. Ein Job, der uns überfordert oder unglücklich macht. Eustress, den erlebst du, wenn unerwartet dein Schwarm vor der Tür steht. Du hast dich schon mal gefragt, warum dieses Gefühl von Frischverliebt-Sein nicht ewig anhält? Weil es purer Stress für den

Körper ist. Das würden wir auf Dauer körperlich nicht durchhalten. Man kann nicht essen, nicht schlafen, sich nicht konzentrieren, hat schweißnasse Hände und Herzrasen. Würdest du mit diesen Symptomen zum Arzt gehen, würde der dich wahrscheinlich besorgt anschauen. Aber hat sich schon jemals jemand über das schreckliche Gefühl von Frisch-verliebt-Sein beschwert? Wohl eher nicht, es ist eines der schönsten Gefühle, die wir Menschen kennen. Ähnlich ist es auch beim Sport, auch der ist Stress für den Körper, aber er ist zeitlich begrenzter Stress. Er ist eine Herausforderung, nach der wir uns gut fühlen. Kurzzeitiger Stress ist also absolut nichts Schlechtes, im Gegenteil. Also fordere deinen Körper und deinen Geist.

Wichtig ist hier aber: fordern und nicht überfordern. Du musst kein Leistungssportler werden und du musst auch nicht alle deine Ängste in einer Woche lösen, aber bringe dich bewusst in Situationen, die du sonst eher vermeiden würdest. Konfrontiere dich mit Dingen, die dir unangenehm sind, gib dir selbst die Chance, an Herausforderungen zu wachsen. Wenn du die Grenzen deines Körpers nie spürst, wirst du ihn als viel schwächer und zerbrechlicher einschätzen, als er ist. Wenn du dich bewegst, Muskelkater hast, einen schnellen Herzschlag, dann wirst du deinen Körper auch wieder auf eine ganz neue Art spüren. Wenn du dich selbst in Situationen bringst, vor denen du dich eigentlich fürchtest, und diese dann meisterst, dann wirst du plötzlich ein ganz anderes Bild von dir selbst bekommen. Du wirst merken, zu was du selbst im Stande bist, was du für eine starke und mutige Person bist. Du wirst merken, was dein Körper alles leistet, und du wirst sehen, dass du deinen Körper und auch dich selbst als Person plötzlich mit ganz anderen Augen siehst.

Wir kennen alle bestimmt die Situation, dass uns jemand begegnet, der auf den ersten Blick gar nicht unserem ästhetischen Empfinden von schön entspricht und trotzdem wahnsinnig attraktiv auf uns wirkt. Oder da ist die eine Person, die wir immer nur als guten Freund angesehen haben. Aber durch irgendein Verhalten, eine Situation erscheint die Person plötzlich in neuem Licht und wir verlieben uns. So ist es mit dir selbst auch. Selbst wenn sich optisch zunächst nichts ändert, durch dein neues Selbstbild wirst du dich ganz automatisch und nebenbei als attraktiver wahrnehmen. Also sieh es nicht als nervige Pflicht an, deine Komfortzone zu verlassen, sondern als Chance, die du dir selbst jeden Tag gibst, die beste Version von dir selbst zu werden.

14

Gewohnheiten ändern

Wir haben ja bereits besprochen, dass bei den anderen das Gras nicht immer so viel grüner ist, wie es vermeintlich aussieht, aber die Frage nach der Motivation, die höre ich doch ziemlich häufig. Ich werde regelmäßig gefragt, wie ich es schaffe, mich zum Sport zu motivieren. Die Wahrheit ist, ich muss mich nicht motivieren, ich mache es gerne. Ich weiß, wie gut es mir tut, mich zu bewegen, und je mehr man den Körper in die Bewegung bringt, desto mehr verlangt er auch danach. Warum ist das so? Habe ich einfach Glück, dass mein Körper das so will, und wenn man einen Körper hat, der lieber auf der Couch liegt, dann hat man Pech gehabt? Natürlich nicht. Wäre ich mein Leben lang sportlich gewesen, hätte ich wohl nie so große Probleme mit Übergewicht gehabt. Was ist also heute anders als früher? Ganz einfach, es sind meine Gewohnheiten, die sich geändert haben. Das, was wir bei anderen immer als Motivation bewundern, ist nichts anderes als Gewohnheit, also ein regelmäßig praktiziertes Verhalten. Man macht etwas so oft, bis es selbstverständlich wird und man es gar nicht mehr hinterfragt, sondern nur noch macht. Unser Gehirn liebt Gewohnheiten. Das ist auch der Grund, warum wir so oft an toxischen Verhaltensweisen oder Beziehungen festhalten, obwohl wir wissen, dass sie uns schaden. Sie tun uns zwar nicht gut, aber wir wissen, was uns erwartet, und das gibt uns Sicherheit. Absurd, oder? Wir wählen lieber etwas Unangenehmes und Vertrautes als etwas Neues und Unbekanntes.

Neues bedeutet natürlich immer Risiko. Deshalb sagt uns unser Gehirn dann meistens: »Ach, mach es doch lieber wie immer, das ist bequemer und einfacher, da wissen wir doch schon, was passiert.«

Wie überlisten wir ihn nun also, den sogenannten Schweinehund? Du kannst dir dein Gehirn wie ein Straßennetz vorstellen. Die Informationen werden von einer Nervenzelle zur anderen über sogenannte Synapsen übertragen. Diese Synapsen sind wie Straßen, auf denen etwas von A nach B transportiert wird. Jetzt nehmen wir mal die Info: »Wenn ich abends von der Arbeit komme, dann lege ich mich auf die Couch.« Wenn du das täglich machst, über Jahre hinweg, dann kannst du dir vorstellen, dass auf der Straße, auf der diese Info transportiert wird, ordentlich was los ist. Da fährst du also jeden Tag mit deinem LKW drüber, dementsprechend breit und ausgebaut ist die Straße. Wenn du dir jetzt ab heute vornimmst: »Immer wenn ich von der Arbeit komme, gehe ich eine Stunde spazieren«, dann ist das eine ganz neue Information und die Synapse, über die sie transportiert wird, ist quasi noch gar nicht vorhanden. Wenn du das Gleiche morgen wieder machst und am Tag darauf usw., dann wird diese Synapse langsam sowas wie ein kleiner Feldweg oder ein Trampelpfad. Wenn du den

Weg dann nach ein paar Tagen nicht mehr benutzt, dann ist er irgendwann gar nicht mehr sichtbar. Wenn du aber fleißig jeden Tag da langfährst, regelmäßig und kontinuierlich, dann wird er auch irgendwann zu einer breiten Autobahn. Im Großen und Ganzen heißt das also, je öfter wir irgendwas tun oder denken, desto stärker wird die dafür zuständige Synapse im Gehirn. Der einzige Weg, neue Gewohnheiten zur Routine zu machen, ist, sie regelmäßig zu praktizieren. Dabei ist es egal, ob das Glaubenssätze sind, die du jahrelang verinnerlicht hast und nun ändern möchtest, oder ob das neue Gewohnheiten sind, die du in deinen Alltag integrieren möchtest. Du selbst musst etwas tun. Viele sitzen stundenlang auf der Couch und warten darauf, dass sie auch endlich motiviert sind. Natürlich kannst du dir Inspirationen holen, zu Coachings gehen oder Bücher lesen, aber wenn diesen neuen Erkenntnissen dann keine Taten folgen, dann ist der ganze Aufwand komplett sinnlos. Das Schlimmste, was wir tun können, ist nichts tun. Und damit meine ich nicht den obligatorischen Sonntag auf der Couch oder den Urlaub am Hotelpool. Das sind Dinge, die der Seele durchaus guttun können und die auch wichtig sind, um unsere Akkus wieder aufzuladen. Aber wenn wir dauerhaft etwas in unserem Leben verändern wollen, dann müssen wir in Bewegung kommen. Jeder kennt die Situation, dass man vor lauter Arbeit gar nicht weiß, wo man anfangen soll, und weil man von dem ganzen Berg Arbeit vor sich so überfordert ist, sitzt man wie in Schockstarre da und macht gar nichts. Wenn man sich dann mal überwindet und irgendwo anfängt, dann merkt man schnell, dass eigentlich alles halb so wild ist, und ehe man sich versieht, hat man seine To-do-Liste abgehakt.

Hast du schon mal versucht, einen Stau zu umfahren, obwohl du für den Umweg mehr Zeit gebraucht hast, als wenn du einfach gewartet hättest, bis der Stau sich auflöst? In dem Moment, in dem wir in Bewegung sind und etwas tun, gibt uns das ein Gefühl von Selbstbestimmtheit. Wenn ich im Stau stehe, dann bin ich der Situation ausgeliefert, wenn ich aber um den Stau herumfahre und mich bewege, dann habe ich das Gefühl, ich könnte beeinflussen, wie schnell ich ans Ziel komme. Deshalb ist es so wichtig, irgendwo zu beginnen. Wenn du mehr Sport machen willst, dich gesünder ernähren willst, öfter auch mal nein sagen und ein liebevolleres Verhältnis zu deinem Körper entwickeln willst, dann sind das doch ziemlich viele Dinge auf einmal. Dieser riesige Berg vor dir scheint so überwältigend groß, dass du schnell wieder aufgibst und dir denkst, es sei zu schwer und du schaffst es nicht. Ähnlich wie im Stau fühlst du dich der Situation ausgeliefert und hast das Gefühl, du müsstest dich nun einfach damit abfinden, wie es ist. Aber versuche doch stattdessen mal, in Bewegung zu kommen, und schaue, was passiert. Suche dir zunächst mal eine Sache raus und mit der beginnst du dann.

Wenn jemand zu mir in die Beratung kommt und wir auch an den Punkt kommen, dass jemand sagt, er schaffe es nicht, frage ich immer: »Was wäre machbar? Eine Sache. Was könntest du dir vorstellen umzusetzen?« Hier kann es auch hilfreich sein, ein bisschen zu brainstormen und einfach mal alles aufzuschreiben, auch wenn es noch so absurd und blöd klingt. In dieses Brainstorming kannst du auch wunderbar deine Liebsten mit integrieren. Viele haben das Problem, dass der Partner mit den Veränderungen nicht klarkommt oder dass sich das Kochen schwierig gestaltet, weil die Kinder die neuen, gesunden Gerichte nicht mögen. Beziehe deine Familie mit ein. Setzt euch an den Tisch und überlegt, was für euch machbar ist. Schreibe wirklich jeden Einfall auf, denn gerade die vermeintlich lustigen oder albernen Vorschläge können sich später als durchaus sinnvoll entpuppen. Außerdem funktioniert Brainstorming ähnlich wie das Umfahren des Staus – unser Gehirn und unsere Kreativität kommt in Schwung und so kommen uns die besten Ideen. Das kann richtig Spaß machen, sowohl alleine als auch mit dem Partner/der Familie.

Beispiele: Ich möchte mehr Sport machen/mich bewegen. Was wäre machbar?

- → Morgens beim Zähneputzen fünf Minuten tanzen
- → Drei Stationen früher aus der Bahn steigen und laufen
- → Eine Fahrradtour am Samstag mit der Familie
- → Mit dem Partner einen Tanzkurs besuchen
- → Einmal die Woche die Kinder zur Oma geben und in die Yoga-Stunde gehen
- → Beim Abwaschen die Pobacken anspannen
- → Mit dem Baby auf dem Arm durch die Wohnung tanzen

Es ergeben sich oft ganz neue Möglichkeiten und Perspektiven und plötzlich wirst du erkennen, dass deine Lage gar nicht so ausweglos ist, wie sie zunächst scheint. Suche dir nun ein bis maximal zwei Dinge aus deiner Liste aus und setze sie konsequent um. Wenn du dir zu viel vornimmst, ist die Wahrscheinlichkeit wieder sehr groß, dass du dich überforderst, aber diese eine neue Gewohnheit kannst du ab jetzt in deinen Tag integrieren.

Du wirst sehen, wie motivierend das Gefühl ist, etwas zu tun. Wenn du zum Beispiel jeden Tag drei Stationen früher aus der Bahn steigst und zu Fuß gehst, hast du jeden Tag wieder dieses tolle Erfolgserlebnis. Es gibt diverse Studien zum Thema *Gewohnheiten ändern* und man spricht immer davon, dass es im Durchschnitt ca. zwei Monate dauert, bis wir neue Gewohnheiten wirklich verinnerlicht haben. Natürlich kommt es auch immer darauf an, wie schwerwiegend die Veränderung ist.

Nach drei Tagen ist es jedenfalls noch keine neue Gewohnheit, es dauert schon einige Wochen bis Monate. Das Wichtigste ist: Auch wenn du mal einen Tag hast, an dem du es nicht schaffst, dein Vorhaben umzusetzen, versuche trotzdem, nicht in dieses Ganz-oder-gar-nicht-Denken zu kommen.

Denke immer daran, dass jeder Tag ein neuer Anfang und eine neue Chance ist. Wenn du es heute nicht zum Sport geschafft hast, dann gehst du eben morgen wieder, als wäre nichts gewesen. Ärgere dich nicht, dass du es heute nicht gemacht hast, sondern freu dich auf das Erfolgserlebnis, das du morgen wieder erleben wirst.

15

Achtsamkeit im Alltag praktizieren

Der Begriff *Achtsamkeit* ist nun schon seit einiger Zeit in aller Munde. Aber was Achtsamkeit eigentlich so wirklich bedeutet, wissen die wenigsten. Oft wird Achtsamkeit im gleichen Kontext wie Wellness und Entspannung genannt. Doch wirkliche Achtsamkeit hat eigentlich mit Entspannung wenig zu tun. Achtsam kann man in etwa mit aufmerksam gleichsetzen, im Moment präsent sein, wahrnehmen, beobachten und dabei so neutral wie möglich bleiben, d. h. nicht bewerten und nicht beurteilen. Das klingt erst mal so leicht und ist doch so unglaublich schwer.

In unserer schnelllebigen Gesellschaft bleibt oft keine Zeit, um mal zu verweilen und die kleinen Dinge des Alltags zu betrachten. Die Fähigkeit zum Multitasking gilt als eine tolle, erstrebenswerte Eigenschaft. Wir versuchen alle, möglichst viel in kurzer Zeit zu erledigen, also möglichst effizient zu sein. Sei es im Job oder in der Freizeit. Wenn wir uns entspannen wollen, dann muss das auch effizient passieren. Wer hat Zeit, stundenlang im Yogastudio auf die

Erleuchtung zu warten? Nein, da haben wir genau 60 Minuten, dafür haben wir bezahlt und wenn die Entspannung nach 35 Minuten noch nicht eingetreten ist, dann ärgern wir uns schon hier, mit diesem Unsinn unsere kostbare Zeit und unser Geld verschwendet zu haben.

Achtsamkeit ist aber genau das Gegenteil. Anstatt Multitasking richten wir unsere Aufmerksamkeit ganz bewusst auf nur eine einzige, oft ganz banale Sache. Achtsamkeit dient nicht der Entspannung, sondern der bewussten Wahrnehmung. Achtsamkeit ist kein Freizeitspaß, sondern harte Arbeit. Achtsamkeit fordert Disziplin und kontinuierliche Übung. Ja, ich weiß schon, das klingt jetzt erst mal nicht so attraktiv wie das neue Achtsamkeits-Wellness-Special in einer der Frauenzeitschriften. Jetzt müssen wir doch schon den ganzen Tag irgendwas machen und dann nach Feierabend noch Achtsamkeit üben? Das schreckt erst mal ab. Warum das also alles?

Die gute Nachricht ist: Um Achtsamkeit im Alltag zu praktizieren, brauchst du keine Extra-Zeit einzuplanen. Du musst in Zukunft nur ganz alltägliche Dinge nicht mehr nebenbei, sondern achtsam erledigen. Deine Achtsamkeitspraxis kannst du überall üben. Beim Zähneputzen, in der Bahn oder beim Warten an der Kasse. Achtsamkeit wird dich näher zu dir selbst bringen. Sie wird dir helfen, dich bewusster und intuitiver zu ernähren, sie wird dich lehren, mehr auf deine Bedürfnisse zu hören, und langfristig wird sie dir auch helfen, eine entspanntere, gelassenere und dankbarere Grundhaltung zu entwickeln. Dankbar, weil du die kleinen Freuden im Alltag wieder mehr wertschätzen wirst. Weil du deinen Körper ganz anders wahrnehmen wirst. Dein Essen, deine Umwelt und die Beziehungen zu anderen Menschen. Ganz einfach aus dem Grund, weil du die Dinge in all ihren Facetten sehen kannst.

Aber Achtung! Erwarte nicht nur Positives. Aufmerksam hinzuschauen, gerade wenn sich der Blick in unser Inneres richtet, kann auch bedeuten, negative Gefühle wahrzunehmen. Dinge zu entdecken und zu spüren, die wir sonst im hektischen Alltag gerne unterdrücken und verdrängen. Aber wie wir schon besprochen haben, die Gefühle, Sorgen und Ängste wollen gehört werden und sie suchen sich so lange Wege, um sich zu zeigen, bis du sie endlich hörst und ernst nimmst.

In der Achtsamkeitspraxis spricht man immer vom Geist des Anfängers. Erinnerst du dich noch, wie du als Kind alles neu und aufregend fandest? Jeder Tag war ein Abenteuer und du konntest dich stundenlang mit den banalsten Dingen beschäftigen. Die eigenen Finger bestaunen, das erste Mal Schnee sehen, das erste Mal einen Apfel probieren. Je älter wir werden, desto seltener erleben wir etwas mit dem Geist des Anfängers. Wir kennen alles schon, haben alles schon gesehen und erlebt. Gerade in unserer digitalisierten und schnelllebigen Welt haben wir auf unserem Smartphone schon vor dem Frühstück gefühlt die ganze Welt gesehen. Für unser Gehirn ist diese ständige Reizüberflutung unglaublich anstrengend. Sie führt dazu, dass es uns immer schwerer fällt, uns auf das Wesentliche zu konzentrieren. Sie schürt Neid und Missgunst, weil wir den ganzen Tag sehen, was andere besser können und was sie alles haben. Ein kleines Baby fragt sich nicht, ob jemand anderes vielleicht tollere oder schönere Finger hat. Es ist mit seiner ganzen Aufmerksamkeit nur bei dieser unglaublichen Entdeckung, die es nun ganz neugierig und unbefangen zu erkunden gilt. Da wollen wir wieder hinkommen. Alltägliche Dinge und Situationen so wahrzunehmen, als hätten wir sie vorher nie erlebt. Unsere Gedanken wegzubringen von Zukunft und Vergangenheit und ganz im Moment zu sein.

Um zunächst ein Gefühl für Achtsamkeit zu bekommen, habe ich drei Übungen für dich, die du immer wieder praktizieren kannst. Im Laufe der Zeit, wenn du geübter bist, kannst du auch immer wieder kleine Übungen in deinen Tagesablauf einbauen und scheinbar banale Alltagstätigkeiten achtsam erledigen. Zum Beispiel einen Weg, den du schon tausendmal gegangen bist, so gehen, als wäre es das erste Mal. Abwaschen, ohne dabei Musik zu hören oder Fernsehen zu schauen. Wichtig ist nur, dass es Monotasking ist, also das Gegenteil von Multitasking. Nur eine einzige Aufgabe – und die bekommt deine volle Aufmerksamkeit. Aber nun erst mal zu meinen persönlichen drei Lieblingsübungen.

Die Rosinen-Übung

Ich liebe diese Übung, denn sie könnte die Grundidee von Achtsamkeit und von intuitiver Ernährung nicht besser verkörpern und vereinen. Wenn ich Firmencoachings oder Seminare gebe, dann starte ich meist mit dieser Übung. Wie der Name schon sagt, benötigt man dafür nichts weiter als ein paar Rosinen. Aber keine Sorge, du kannst natürlich auch jedes andere Lebensmittel nehmen. Besonders gut eignen sich aber Trockenfrüchte jeder Art.

Zu Beginn nimmst du dir also zwei Rosinen. Die eine kannst du erst mal zur Seite legen und die zweite nimmst du in die Hand. Sorge dafür, dass du während der Übung ungestört bist. Kein Fernsehen im Hintergrund, keine Musik. Nun stellst du dir vor, du kommst von einem fremden Planeten und bist gerade erst auf der Erde gelandet. Das ist nun das erste Mal, dass du so ein schrumpeliges Ding siehst. Schau es dir nun einmal ganz genau an. Du wirst sehen, je genauer du hinschaust, umso mehr wirst du entdecken. Was siehst du? Sind die Rillen alle symmetrisch, gibt es ein Muster? Wie ist die Farbe, die Form? Du kannst auch mal an der Rosine riechen! Riecht sie überhaupt nach etwas? Riecht sie angenehm oder unangenehm? Halte sie doch mal an dein Ohr und drücke ein bisschen darauf rum – kannst du etwas hören? Nun kannst du sie mal mit den Fingern zerteilen. Wie schaut sie denn innen aus? Riecht sie nun intensiver als vorher? Jetzt nimmst du die Rosine und legst sie dir auf die Zunge. Schiebe sie mal mit deiner Zunge ein bisschen hin und her. Wie fühlt sie sich im Mund an? Wonach schmeckt sie? Nun darfst du vorsichtig anfangen zu kauen. Versuche mit jedem Kauen wahrzunehmen, was sich verändert. Wie ist die Konsistenz, wie der Geschmack? Wenn du die Rosine fertig gegessen und heruntergeschluckt hast, dann spüre noch mal kurz nach, was du schmeckst und was du fühlst. Dann widmest du dich der anderen Rosine. Die darfst du jetzt einfach ganz normal essen, wie du eben sonst auch so eine Rosine essen würdest. Wenn du fertig bist, überlege dir, wie sich die beiden Rosinen unterschieden haben.

Hat die erste Rosine intensiver geschmeckt, weil du sie so bewusst erkundet und gekaut hast? Hättest du gedacht, dass es an dieser schrumpeligen, kleinen Frucht so viel zu entdecken gibt? Und nun stell dir mal vor: Wenn eine einfache Rosine bei achtsamem Kauen, Riechen und Schmecken schon so eine Sensation ist, wie ist es dann erst mit deinem Abendessen? Natürlich kannst du nicht jede Mahlzeit so langsam und achtsam in ihre Einzelteile zerpflücken wie diese Rosine. Aber nimm dir doch mal vor, dir ab jetzt bei jeder Mahlzeit zumindest vor dem Essen einen Moment Zeit zu nehmen, um sie ganz aufmerksam zu betrachten. Wie sieht der Teller vor dir aus? Wie riecht dein Essen, wonach schmeckt der erste Bissen, wie ist die Konsistenz? Durch diese kleine Übung kannst du dich Schritt für Schritt an ein achtsameres und intuitiveres Essverhalten herantasten. Diese Übung verdeutlicht sehr gut, dass es immer mehr zu entdecken gibt, wenn wir genauer hinschauen.

Der Atem-Anker

Atmen ist, wie ich finde, eine ziemlich unterschätzte Sache. Natürlich ist jedem klar, dass wir ohne zu atmen nicht überleben könnten. Aber dass unser Atem so ein wahnsinnig kraftvolles Werkzeug ist, das ist den meisten gar nicht bewusst. Das Praktische am Atem ist, dass wir ihn immer und überall mit dabeihaben. Diese Übung kannst du also überall durchführen, wo du gerade bist. Der Atem-Anker heißt so, weil er genau das ist. Wie ein Schiff können wir, wann immer es uns passt, diesen Anker werfen und kurz anhalten. Oftmals ist es so, dass gerade dann, wenn du gerade gar keine Lust darauf hast, weil du gestresst und in Eile bist, genau die richtige Zeit für diese Übung ist. Am Schreibtisch, in der U-Bahn, an der Supermarktkasse. Nur bitte nicht beim Autofahren.

Der Atem-Anker ist nichts anderes als eine Atem-Beobachtung. Erinnerst du dich an den Geist des Anfängers? Der wurde bei unserer Rosinen-Übung besonders gefordert.

Bei dieser Übung lernen wir etwas Neues – und zwar das Nicht-Bewerten und Nicht-Eingreifen. Eine der schwersten Aufgaben in der Achtsamkeitspraxis ist es, zu versuchen, die Dinge, die wir wahrnehmen, nicht zu beurteilen. Und ich sage bewusst, zu versuchen. Das ist nämlich, wie du bald feststellen wirst, alles andere als einfach und gelingt nur den wenigsten Menschen vollständig. Der Grund ist: Wir sind dazu angelegt, zu bewerten und einzuschätzen. Das ist evolutionsbedingt natürlich auch so etwas wie unsere Lebensversicherung. Ist das gefährlich? Ist der Mensch freundlich? Bin ich krank? Ist das giftig? In Zeiten von Internet und Social Media hat das Ganze aber noch mal andere Ausmaße angenommen. Ständig sind wir aufgefordert, unsere Meinung zu etwas mitzuteilen. Wir sollen liken, kommentieren, uns informieren und uns mitteilen.

Dinge zu beobachten und wahrzunehmen, ohne dass wir uns dazu eine Meinung bilden dürfen, scheint ein Ding der Unmöglichkeit. Aber versuchen wir es doch mal. Du kannst die Übung mit geöffneten oder mit geschlossenen Augen durchführen. Versuche aber, deinen Blick nach innen zu richten, und konzentriere dich auf deinen Atem. Spüre, wie er ein- und wieder ausströmt. Und ganz wichtig: Greife nicht ein, sondern beobachte nur. Wie ist dein Atem, schnell oder langsam? Atmest du flach oder tief in den Bauch? Hast du das Gefühl, richtig tief durchzuatmen, oder fühlt es sich irgendwo eng an? Ist das Ausatmen länger als das Einatmen oder genau gleich? Bei allen Achtsamkeitsübungen werden immer wieder zwischendurch Gedanken auftauchen. Dinge, die dich im Laufe des Tages beschäftigt oder geärgert haben, zukünftige Termine und Verpflichtungen wollen deine Aufmerksamkeit. Das ist okay und ganz normal. Sag ihnen, dass du dich später um sie kümmerst, und versuche, sie weiterziehen zu lassen und deine Aufmerksamkeit immer wieder auf deinen Atem und diesen Moment zu richten. Wenn es dir möglich ist, dann kannst du auch die rechte Hand auf deinen Bauch legen und die linke Hand auf deine Brust. Ganz leicht, ohne Druck. Spüre mal, wie sich das anfühlt. Kannst du spüren, wie sich Bauch und Brustkorb beim Einatmen weiten? Wenn du die Übung eine Weile gemacht hast, kannst du auch mal vergleichen: Ist der Atem jetzt anders als zu Beginn der Übung? Schneller? Langsamer?

Zum Ende der Übung kannst du ein paar ganz bewusste, tiefe Atemzüge nehmen und in dich hineinspüren, wie sich das anfühlt. Du kannst diese Übung zwei Minuten lang machen oder auch eine halbe Stunde – ganz wie du gerade Zeit hast. Das Wichtigste ist nur, nicht ins Bewerten zu kommen. Der Gedanke, dass alles so sein darf, wie es ist, lässt dich langfristig gelassener werden. Und du wirst sehen, dass du zukünftig auch schwierige Situationen besser meistern kannst.

Der Bodyscan

Der Bodyscan ist ein Klassiker unter den Achtsamkeitsübungen. Es handelt sich dabei um eine Übung, die man mal schnell zwischendurch machen kann – sie fällt vielen Menschen, je nach körperlicher und psychischer Verfassung, aber gerade bei den ersten Versuchen sehr schwer. Die meisten Frauen, die zu mir in die Beratung kommen, haben ein schlechtes Verhältnis zu ihrem Körper. Sie finden ihn entweder zu dick oder sonst irgendwie nicht richtig. Denken, er arbeitet gegen sie und sie müssten ihn irgendwie unter Kontrolle bringen. Der Bodyscan ist für mich die perfekte

Übung, um dem eigenen Körper wieder näherzukommen. Um zu lernen, nicht alles im oder am Körper immer sofort zu bewerten, und auch, um zu lernen, sich selbst und den aktuellen Ist-Zustand des Körpers anzunehmen.

Um den Bodyscan durchzuführen, brauchst du nicht viel. Am besten ist es, du legst dich auf den Boden, auf eine Yogamatte. Natürlich geht auch dein Bett oder Sofa. Wichtig ist nur, du solltest nicht zu müde sein und nicht direkt nach zwei Minuten einschlafen. Denn wie wir schon besprochen haben, sind diese Übungen alle als Praxis zu sehen. Wir üben etwas, in dem wir besser werden wollen. Es geht hier nicht darum, sich nach einem anstrengenden Tag möglichst schnell zu entspannen. Lege dich also in einer bequemen Position auf deine Matte und lasse die Füße etwa hüftbreit ganz locker auseinanderfallen. Deine Arme streckst du leicht vom Körper weg. Wenn dir schnell kalt wird, dann kannst du dich auch gerne zudecken. Es gibt für den Bodyscan keine vorgegebene Zeit. Du kannst eine kurze oder auch eine lange Version üben, egal, wie viel Zeit du heute hast. Nun beginnst du bei einem beliebigen Körperteil, meist beginnt man mit dem rechten Fuß. In Gedanken gehst du nun jedes Körperteil durch und spürst mal hinein, wie es sich heute anfühlt. Dabei kannst du vom Fuß zum Bein und bis zum unteren Rücken gehen oder du spürst ganz detailliert in jeden Fußzeh, die Fußsohle, die Ferse usw. hinein. Ganz wie du möchtest. Auch hier geht es wieder darum, nur zu spüren und nicht zu bewerten. Vielleicht tut dir dein Knie heute ein bisschen weh. Dann nimmst du das wahr und gehst zum nächsten Körperteil. So tastest du im Geiste deinen ganzen Körper ab.

Es kann natürlich sein, dass beim Üben negative Gefühle auftauchen. Vielleicht verbindest du bestimmte Körperteile mit negativen Emotionen. Das darf passieren, wenn du dich aber sehr unwohl fühlst, kannst du die Übung auch jederzeit abbrechen. Am nächsten Tag kannst du dann erneut versuchen, sie durchzuführen. Den Bodyscan sollte man die ersten Wochen der Achtsamkeitspraxis täglich üben. Ja, ich weiß – so viel Zeit dafür verschwenden? Aber da sind wir wieder bei dem »Dafür habe ich keine Zeit«-Thema. Diese Übungen mögen dir langweilig erscheinen und nach einem langen Arbeitstag klingt eine Stunde TV schauen irgendwie interessanter als Achtsamkeitspraxis. Aber bedenke immer, die Bereitschaft, etwas ändern zu wollen, kommt jeden Tag aufs Neue wieder aus dir selbst heraus. Du triffst jeden Tag aufs Neue die Entscheidung, dich selbst, deine Gesundheit und dein Wohlbefinden zur Priorität zu machen. Die Übungen mögen zunächst langweilig erscheinen, aber genau das ist auch ein Teil der Übung. Diese Langeweile und diese Stille aushalten zu lernen. Viele unserer Probleme zeigen sich immer wieder in anderer Form, weil wir die Ursache betäuben und nicht sehen wollen. Um unseren Körper lesen zu lernen und unsere wahren Bedürfnisse hören zu können, braucht es diese »Langeweile« und dieses Nach-innen-Hören und -Spüren.

Langfristig wirst du durch den Bodyscan ein liebevolleres Verhältnis zu deinem Körper bekommen. Du wirst ihn besser spüren und dir wird auch im Alltag auffallen, wie du plötzlich deine Bedürfnisse viel besser wahrnehmen kannst. Du lernst auch, unangenehme Situationen auszuhalten, ohne dass du in deine alten Kompensationsstrategien flüchten musst. Anstatt deinen Kummer direkt mit Schokolade zu betäuben, lernst du langfristig, die unangenehmen Gefühle auszuhalten und dich deinen Problemen zu stellen.

16

Übungen für mehr Selbstliebe

Wie wir uns selbst und unseren Körper wahrnehmen, ist letztendlich auch nichts anderes als eine Gewohnheit. Obwohl ich damals meine 50 Kilo über einen Zeitraum von fast zwei Jahren verloren habe, hat es doch sehr lange gedauert, bis auch mein Kopf hinterherkam. Ich nahm mich sehr lange selbst noch ganz anders wahr. Nahm mir beim Shoppen immer viel zu große Klamotten mit, wunderte mich manchmal, wenn ich Fotos von mir sah, ob das wirklich ich war, und fühlte mich oft unsicher. Wir nehmen unser Aussehen als einen Teil unserer Persönlichkeit wahr. Auch wenn wir immer davon träumen, was sein wird, wenn wir erst schlank, sportlich oder was auch immer sind. Aber sind wir es dann plötzlich, ist es für unseren Geist gar nicht so einfach, diese Veränderung anzunehmen.

Ich habe damals den Fehler gemacht, nicht direkt an meiner Selbstliebe zu arbeiten, was zur Folge hatte, dass ich zwar irgendwann schlank, aber trotzdem unzufrieden und überkritisch mit meinem Körper war. »Man kann also doch abnehmen, ohne sich vorher selbst zu lieben?«, wird sich jetzt der ein oder andere fragen. Ja, natürlich kann man das, aber ist das dein Ziel? Einfach nur schlank sein und trotzdem unglücklich und unzufrieden? Ich kann nur jedem empfehlen, seine Energie auf drei wichtige Säulen aufzuteilen: Ernährung, Bewegung und Selbstfürsorge. Alle drei zusammen bilden ein unschlagbares Team. Warum Selbstliebe bei der intuitiven Ernährung so wichtig ist, das haben wir ja bereits besprochen. Aber ich möchte dir natürlich auch hier ein paar ganz konkrete, praktische Übungen zeigen, die du in deinen Alltag integrieren kannst.

Körpergefühl verbessern – Bewegung ohne Ziel

Ich sage es dir ganz ehrlich: Ich bin so ein richtiger Körperklaus. Was das ist? Na jemand, der einfach so gar kein gutes Körpergefühl hat. Ich konnte nie tanzen, habe keinerlei Rhythmusgefühl, ich kann weder Ski noch Rollschuh fahren, war immer extrem unbeweglich und habe mich immer vor Bewegung gedrückt. Irgendwann begann ich dann, Sport zu machen, aber nur mit dem Ziel, schlank zu sein. Ich ging ins Fitnessstudio, lief auf dem Crosstrainer, machte ein paar Übungen an den Geräten und hoffte, dass es schnell vorbeigeht. Erst durch Yoga habe ich festgestellt, dass Bewegung ja auch noch so viel mehr als nur Mittel zum Zweck sein kann.

Um den eigenen Körper zu spüren, ist Bewegung unumgänglich. Woher willst du wissen, was dir guttut oder wo deine Grenzen sind, wenn du es nie ausprobierst? Um mehr Liebe und Wertschätzung für deinen eigenen Körper zu entwickeln, würde ich dir aber eine Art der Bewegung empfehlen, die kein Ziel verfolgt. Stell es dir ähnlich vor wie bei der

Achtsamkeit. Wir wollen nichts, was effizient und schnell ist, nichts, was auf ein bestimmtes Ziel oder auf optische Veränderung ausgerichtet ist. Das kann alles sein. Suche dir eine Art Bewegung, die dir guttut, während du sie ausführst. Etwas, das du genießen kannst und worauf du dich freust. Um das herauszufinden, musst du offen für Neues sein. Ich hätte auch nie gedacht, dass mir Yoga Spaß machen könnte. Für dich kann das etwas ganz anderes sein. Es kann ein täglicher Spaziergang sein, Bewegung draußen an der frischen Luft. Probiere doch mal aus, dir Musik anzumachen, wenn du alleine zu Hause bist, und dann tanzt du. Ja genau, so etwas Banales kann es sein. Es geht nicht darum, Kalorien zu verbrennen oder einen knackigen Po zu bekommen, es geht darum, zu spüren, wie wunderbar es ist, in diesem Körper zu wohnen und ihn bewegen zu dürfen. Du wirst sehen, je öfter du deiner neuen Lieblingsbewegung nachgehst, desto mehr wird dein Körper danach verlangen. Vielleicht beginnst du mit Tanzen und irgendwann hast du vielleicht Lust, dich einer Walking-Gruppe anzuschließen oder einen Pilates-Kurs zu besuchen. Auch hier gilt: Um anzufangen, braucht es zunächst Disziplin. Setze dich abends nicht direkt auf die Couch, sondern probiere aus, was dir Spaß machen könnte. Auch das kann eine neue, gesunde Gewohnheit werden und je öfter du diese Zeit mit deinem eigenen Körper genießt, desto selbstverständlicher wird es irgendwann für dich werden, dir Gutes zu tun.

Dates mit dir selbst

Die Beziehung zu dir selbst muss genauso gepflegt werden wie jede andere Beziehung in deinem Leben. Nimm dir jede Woche mindestens einmal nur für dich selbst Zeit. Das kann ein ganzer Samstag sein oder vielleicht nur eine halbe Stunde. Genieße es, Zeit mit dir selbst zu verbringen. Tue dir etwas Gutes. Das kann ein schönes, entspannendes Bad sein, ein Frisörbesuch oder ein leckeres Essen, das du dir zubereitest. Wichtig ist hierbei, du musst dir diese Auszeit nicht erst verdienen, du darfst sie dir einfach nehmen.

Affirmationen

Positive Affirmationen können helfen, dein Selbstbild zum Positiven zu verändern. Wenn du dir jahrelang gesagt hast, du seist nicht schön genug, nicht klug genug, nicht liebenswert, dann glaubst du es irgendwann. Überlege dir eine positive Affirmation, die du gerne verinnerlichen würdest. Beachte dabei nur, dein Unterbewusstsein kennt das Wort *nicht* nicht. Wenn du also den Satz »Ich möchte mich selbst nicht mehr so negativ sehen« wählst, versteht dein Unterbewusstsein »Ich möchte mich selbst negativ sehen« – also genau das Gegenteil. Formuliere deine persönliche Affirmation immer positiv und ohne Verneinungen. Beispiele sind:

- → Mein Körper ist mein Freund, ich behandle ihn mit Liebe und Wertschätzung.
- → Ich danke meinem Körper für alles, was er für mich tut.
- → Ich achte auf meinen Körper und gebe ihm, was er braucht.
- → Ich bin liebenswert, so wie ich bin.

Um diese neuen Glaubenssätze zu verinnerlichen, musst du dich immer wieder selbst daran erinnern. Dazu kannst du dir jeden Tag ein paar Minuten Zeit für eine kleine Meditation nehmen. Setze dich entspannt hin, schließe die Augen und sage dir deinen Satz immer wieder im Geiste. Stell dir vor, dass du ihn mit jedem Atemzug immer tiefer in dein Unterbewusstsein einsaugst.

Diese Übung kannst du wunderbar mit deiner Achtsamkeitspraxis verbinden. Auch hier kannst du Wartezeiten oder eine Fahrt in der U-Bahn nutzen. Erinnere dich selbst immer wieder an deinen Leitsatz. Schreibe ihn dir auf ein Post-it, klebe ihn dir an deinen PC oder Badezimmerspiegel. Wenn du nicht alleine lebst und dir das unangenehm ist, lasse dich von deinem Handy mehrmals am Tag an deine Affirmation erinnern. Wenn dich Selbstzweifel plagen, dann fühle dich nicht schlecht. Akzeptiere, dass die Zweifel da sind, und wiederhole innerlich immer wieder deinen neuen Glaubenssatz. Mache dein neues Selbstbild zu einer neuen Gewohnheit. Es wird einige Wochen bis Monate dauern, bis du eine Veränderung bemerkst und du dein Unterbewusstsein neu programmiert hast – aber es wird funktionieren.

Digitaler Frühjahrsputz

Wir machen uns so viele Gedanken darüber, was wir unserem Körper an Nahrung zuführen, aber viel zu selten machen wir uns über die Qualität unserer geistigen Nahrung Gedanken. Achte darauf, was du konsumierst und was das mit dir macht. Social Media spielen hier eine große Rolle. Wenn du Instagram, Facebook und Co. nutzt, dann schaue genau hin, wem du da folgst. Inspirieren dich die Profile oder fühlst du dich nach jedem Beitrag schlecht? Folge ausschließlich Menschen, die dir ein gutes Gefühl geben. Das Gleiche gilt für Zeitschriften oder Fernsehsendungen. Die Zeitung, auf deren Titelseite wieder schlanke, junge Promis als dick und hässlich dargestellt werden, weil sich in einem ungünstig fotografierten Winkel ein kleines bisschen Cellulite abzeichnet? Ciao! Weg damit. Das ist nichts, was du konsumieren solltest. Hast du Menschen in deinem Leben, die dir ständig das Gefühl geben, du bist nicht gut, so wie du bist? Versuche dich auch so weit es geht von denen zu distanzieren. Um deine Affirmationen wirklich verinnerlichen zu können, ist es wichtig, dich nicht weiterhin permanent Dingen auszusetzen, die dich an dir und deinem Selbstwert zweifeln lassen.

Erfolgsliste

Manchmal haben wir das Gefühl, wir hätten in unserem Leben rein gar nichts erreicht. Es fällt uns leicht, spontan zehn Misserfolge oder verpasste Chancen aufzuzählen. Aber Dinge, auf die wir stolz sein können, vergessen wir gerne. Mach dir eine Erfolgsliste, auf die du immer zurückgreifen kannst, wenn du mal wieder das Gefühl hast, nichts gelingt dir.

Auf diese Liste kannst du auch positive Eigenschaften schreiben, die du selbst an dir magst. Erinnere dich zum Beispiel, wie du deine Ausbildung oder dein Studium abgeschlossen hast. Wie viel du gelernt hast und dass du es am Ende geschafft hast. Erinnere dich vielleicht an die Geburten deiner Kinder, an Krankheiten, die du überwunden hast, oder andere Herausforderungen, die du gemeistert hast, obwohl du zunächst gedacht hast, dass du es nicht schaffen wirst.

Die Liste kannst du immer wieder ergänzen und wenn du das Gefühl hast, du brauchst ein wenig Aufmunterung, schaue sie dir an und mache dir eines bewusst: Wenn du das alles schon geschafft hast, dann wirst du auch das schaffen, was du dir für die Zukunft vorgenommen hast.

17

Ernährung umstellen

Nun kannst du natürlich noch so viele Bücher übers Abnehmen lesen, analysieren und meditieren, aber die Gesetze der Biochemie können wir nun mal nicht ändern. Wenn du mehr Energie aufnimmst, als du verbrennst, nimmst du zu. Wenn du mehr verbrennst, als du zu dir nimmst, nimmst du ab. Manchmal passiert es, dass meine Klienten mich ganz besorgt kontaktieren und mir erzählen, dass sie zugenommen haben, seitdem sie sich intuitiv ernähren. Das kann durchaus passieren. Meist ist der Grund dafür, dass sie sich lange alles verboten haben, was sie mögen. Brötchen, Schokolade, Pasta. Wie wir schon besprochen haben, sind natürlich die verbotenen Früchte immer die leckersten. Der Lernprozess, Essen nicht in *gut* und *böse* zu kategorisieren, kann also durchaus beinhalten, dass du zunächst diese ehemals verbotenen Lebensmittel maßlos konsumierst, weil du sie so vermisst hast. Das führt unweigerlich zu einer Gewichtszunahme. Das ist zunächst mal nichts Schlimmes, spätestens nach ein paar Wochen sollte sich das einpendeln, weil du lernst, dass deine Lieblingsspeisen immer verfügbar sind und du sie deshalb ganz maßvoll genießen kannst und nicht bei jeder Mahlzeit essen musst, als wäre es die letzte.

Es ist wichtig, dass du gerade in der Anfangsphase deiner Ernährungsumstellung nicht zu streng mit dir bist und mit Spaß an deine neue Ernährung herangehst, sonst wirst du schnell die Lust verlieren und direkt wieder in alte, ungesunde Gewohnheiten zurückfallen.

Aber der wichtigste Rat, den ich dir zur Ernährungsumstellung wie auch generell zur Motivation geben kann, ist: Nicht überlegen, machen! Es ist super wichtig, sich zu informieren, Bücher und Artikel zu lesen, in sich zu gehen und zu ergründen, warum wir tun, was wir tun. Aber um langfristig etwas zu verändern, müssen wir ins Tun kommen. Alle Schritte, die wir bisher im Buch behandelt haben, sind wichtige Puzzleteile, um dich selbst besser kennenzulernen und um zu verstehen, warum dein Essverhalten so ist, wie es gerade ist. In diesem Kapitel möchte ich dir aber auch ein paar ganz konkrete Tipps geben, wie du deine Liebe zu gesunden Lebensmitteln wecken kannst, wie du dein Sättigungsgefühl trainieren kannst und wie du es schaffst, die für dich perfekte Portionsgröße zu finden.

Essen als Event und nicht als Pflicht

Für mich sind meine Mahlzeiten die Highlights meines Tages. Wenn ich morgens aufwache, dann freue ich mich schon so sehr auf mein Frühstück. Und wenn ich am Abend nach Hause komme, dann kann ich es gar nicht erwarten, mir mein leckeres Abendessen zu kochen. Wenn ich einkaufen gehe, dann stelle ich mir schon vor, was ich aus den tollen Zutaten Leckeres kochen werde. Ich habe schon immer gerne gegessen. Aber als ich mich früher noch sehr viel ungesünder ernährt habe, da hatte ich nie diese Leidenschaft und Begeisterung fürs Essen.

Als ich vor 13 Jahren meinen Freund kennenlernte, hatte ich selten etwas anderes als Nudeln und Tiefkühlpizza im Kühlschrank. Als ich dann zum ersten Mal bei ihm zu Besuch war, kochte er für uns. Ich werde es nie vergessen: Salat mit Scampi in Knoblauch und Butter geschwenkt, dazu Baguette. Heute würde ich sagen, kein besonders aufwändiges Gericht, aber ich war so begeistert, mit wie viel Leidenschaft er kochte, mit frischen Zutaten, Gewürzen, und wie er einfach total in seinem Element war. Weil ich ihm auch mal etwas anderes servieren wollte, fing ich irgendwann ganz zaghaft an, mich auch ans Kochen heranzuwagen. Ich begann mit Kleinigkeiten. Anstatt einer Pulversoße aus der Packung versuchte ich mich an einer Tomatensoße aus Zwiebeln, Olivenöl, Knoblauch und Dosentomaten. Nach und nach wurde ich mutiger und auch wenn nicht jedes Gericht direkt ein Erfolg wurde – ich war stolz auf mich und meine neu erworbenen Kochkünste. Was ich damit sagen will: Du musst nicht von heute auf morgen eine Sterneköchin werden, aber du brauchst Neugier und Begeisterung.

Anders als bei einer Diät sehen wir bei der intuitiven Ernährung Essen nicht als notwendiges Übel, das man möglichst kalorien- und geschmacksarm halten muss, sondern wir zelebrieren es in all seiner Schönheit. Also egal, ob du dich selbst für keine gute Köchin hältst, du sehr wenig Zeit hast oder du von dir selbst behauptest, keinerlei Obst oder Gemüse zu mögen – wir finden einen Weg, deine Liebe fürs gesunde Kochen zu entfachen.

Lieblingsgerichte in der gesunden Variante

Aufgabe Nummer eins: Schreibe dir eine Liste mit all deinen Lieblingsgerichten bzw. mit den Gerichten, die du normalerweise so unter der Woche isst. Frühstück, Mittag- und Abendessen.

Dann kannst du selbst schon mal analysieren, ob da Gerichte dabei sind, die etwas gesünder sind, sprich viel Obst und Gemüse enthalten, oder ob fast alle Gerichte eher verarbeitete Lebensmittel enthalten. Jetzt versuche einfach mal, etwas kreativ zu werden. Es ist nämlich nicht so, dass du deine Lieblingsgerichte nie wieder essen darfst und wir die Pizza durch einen Salat ohne Dressing ersetzen. Nein, wir versuchen nun einfach, deine Lieblinge etwas leichter und nährstoffreicher zu machen. Du liebst Pasta mit Käsesoße? Super, die Alternative dazu ist nämlich nicht *keine Pasta*. Wie wäre es, wenn du zum Beispiel die Hälfte der Pasta durch Gemüsespaghetti ersetzt? Die kannst du ganz einfach entweder mit einem Sparschäler oder einem speziellen Gemüsenudelschneider aus Zucchini herstellen. Die Gemüsenudeln kannst du kurz in der Pfanne dünsten oder direkt zu den heißen, frisch gekochten Spaghetti geben. Gerade Zucchini kommen von der Konsistenz her al dente gekochten Spaghetti sehr nahe. Selbst wenn du kein Gemüsefreund bist, wirst du die Zucchini hier gar nicht herausschmecken. Vorteil Nummer 1: Du isst weniger Pasta und sparst dir eine ganze Menge Kalorien; und natürlich Vorteil Nummer 2: Du integrierst mehr Gemüse in deine Ernährung und versorgst dich mit wichtigen Mikronährstoffen. Anstatt Käse kannst du deine Soße zum Beispiel mit würzigen Hefeflocken zubereiten, die geben einen ähnlichen Geschmack.

Wenn du zum Beispiel Pizza liebst, versuche doch mal, anstatt beim Lieferdienst zu bestellen, eine selbst zu machen. Anstatt Weizen kannst du Dinkelmehl nehmen und für den Belag kannst du die übliche Salami um ein bisschen frisches Gemüse ergänzen oder du versuchst dich mal an einer kompletten Gemüsepizza.

Dein Nutellabrötchen am Morgen könntest du durch eine Scheibe selbstgebackenes Brot mit etwas Nussmus, Banane und Honig ersetzen. Es geht hier in erster Linie darum, gute, vollwertige Zutaten zu benutzen. So wenig verarbeitete Produkte wie möglich zu verwenden, um deinen Geschmackssinn wieder dahin zu trainieren, dass er den natürlichen Geschmack der Lebensmittel wieder wahrnehmen kann. Gesunde Ernährung muss nicht langweilig und geschmacklos sein. Im Gegenteil, frisches saisonales Obst und Gemüse, lecker zubereitet mit ungewöhnlichen Gewürzkombis, ist so viel geschmackvoller und interessanter als ein Burger von einer Fastfoodkette. Zelebriere dein Essen, nimm dir die paar Minuten Zeit, um dir etwas Leckeres zuzubereiten, um es dir schön anzurichten und um es in Ruhe zu genießen. Denn gutes Essen zu genießen ist Wertschätzung, die du dir selbst entgegenbringst. Du wirst sehen, auch hier gilt: Wenn man sich einmal traut und anfängt, wird man immer kreativer und entwickelt immer mehr Spaß an neuen Rezepten und Lebensmittelkombinationen. Ein paar Rezeptideen habe ich für dich am Ende des Buches zusammengestellt. Wenn du noch mehr Inspiration brauchst, dann klicke dich doch einfach mal durch die unzähligen Rezepte auf meinem YouTube-Kanal »Resi Random«. Vielleicht interessiert dich auch mein E-Book »Geiles Grünzeug für hungrige Bio-Bitches« (ja genau, das heißt wirklich so). Darin findest du fast 50 vegane, zuckerfreie, gesunde und schnelle Rezepte für jeden Tag.

Sei vorbereitet

Gerade wenn du viel zu tun hast oder viel unterwegs bist, ist es das A und O, immer gut vorbereitet zu sein. Gerade in Stresssituationen tendieren wir oft dazu, wieder in ungesunde Essgewohnheiten zurückzufallen. Du kommst nach einem langen Tag nach Hause, bist nur noch genervt und hungrig, da geht der Griff einfach schnell zur Tiefkühlpizza oder zum Telefon, um beim Lieferdienst zu bestellen. Wenn du generell sehr viel zu tun hast oder du weißt, dass eine arbeitsreiche Woche ansteht, dann bereite dich gut vor. Du kann dir beispielsweise eine große Portion frisches, selbstgemachtes Pesto vorbereiten. Ein einfaches Rezept dazu findest du hier im Buch. Das Pesto kannst du dann portionsweise in Eiswürfelförmchen einfrieren, und wenn es durchgefroren ist, kannst du es einfach in einer Box im Froster aufbewahren. Wenn du abends nach Hause kommst, musst du dir nur noch Pasta kochen, hier kannst du auch mal Dinkel oder Vollkornpasta ausprobieren, das Pesto aus dem Tiefkühlfach holen und über die heiße Pasta geben. Zusammen mit etwas frischem oder auch tiefgekühltem Gemüse hast du ein köstliches und nährstoffreiches Abendessen. Um in der Mittagspause nicht auf Schnitzel und Pommes aus der Kantine zurückgreifen zu müssen, koche ich immer beim Abendessen eine Portion mehr, die ich mir dann gerne zum Mittagessen einpacke. Auch eine große Portion Linsensalat oder ein Sandwich mit selbstgemachtem Hummus und Gemüse zum Dippen macht sich sehr gut in der Lunchbox.

Nimm dir am Abend die fünf Minuten Extra-Zeit, um dir ein Frühstück/Mittagessen einzupacken, dann musst du am nächsten Tag gar nicht mehr darüber nachdenken. Du nimmst es morgens aus dem Kühlschrank und hast für die Mittagspause etwas Leckeres, etwas, worauf du dich freuen kannst. Ich mache mir gerne Overnight Oats, wenn ich einen vollgepackten Tag vor mir habe. Dafür fülle ich einfach ein Schraubglas mit ein paar Haferflocken, etwas Hafermilch oder Joghurt dazu, ein paar gefrorene Beeren und etwas Nussmus oder Honig, und stelle es über Nacht in den Kühlschrank. Am nächsten Morgen hast du ein leckeres, cremiges Müsli. Die Beeren sind aufgetaut und die Haferflocken haben sich mit der Milch und dem Saft der Beeren vollgesaugt. Einmal umrühren und genießen.

Vorbereitet sein heißt auch Heißhunger vermeiden. Ein paar gesunde Snacks in der Handtasche zu haben oder ein vorbereitetes Mittagessen in der Lunchbox, rettet dich, wenn mal wieder keine Zeit für eine ausgiebige Mittagspause ist. Natürlich ist es wichtig, sein Essen in Ruhe einzunehmen, aber sind wir mal ehrlich, es gibt nun mal auch diese Tage, an denen es im Büro stressig ist, die Kinder krank sind oder der Prüfungsstress gerade groß ist. An solchen Tagen bleibt nun mal keine Zeit für ein ausgiebiges Mittagessen. Da ist es immer noch die bessere Alternative, nebenbei sein Müsli zu essen, als irgendwann völlig ausgehungert über den Süßigkeitenschrank herzufallen.

Denke immer daran, dich zu fragen: Was ist für mich möglich, was ist realistisch? Die wenigsten von uns haben jeden Tag Zeit, ausgiebig zu frühstücken, zum Sport zu gehen und vor der Arbeit auch noch zu meditieren. Aber auch hier geht es nicht um Perfektion, sondern darum, gesündere Alternativen zu finden.

Einkaufen

Ähnlich wie das Kochen kannst du auch das Einkaufen schon zum Event machen. Versuche vorausschauend einzukaufen, vielleicht schreibst du dir einen Plan mit Gerichten, die du in dieser Woche gerne essen möchtest, und kaufst bereits am Samstag den größten Teil für die nächste Woche ein. Lasse dich inspirieren von Angeboten und von saisonalem Obst und Gemüse. Sind die Kürbisse diese Woche besonders günstig, dann gibt es eben nächste Woche eine leckere Kürbissuppe. Vielleicht inspiriert dich auch ein Besuch auf dem Wochenmarkt oder auf einem Bauernhof in deiner Nähe. Schaue dir an, wo deine Lebensmittel herkommen. Lerne gute Qualität zu schätzen. Denn nur wenn du gute Zutaten hast, kannst du auch gute Gerichte kochen.

Portionskontrolle

Es ist gar nicht so einfach, wirklich zu merken, wann man satt ist. Gerade wenn es besonders gut schmeckt, isst man schon mal gerne die ein oder andere Portion mehr.

Um das zu vermeiden, habe ich mir angewöhnt, mir einen Teller anzurichten und nicht alle Töpfe auf den Tisch zu stellen. Dem ein oder anderen hilft es auch, kleinere Teller zu benutzen. Die meisten von uns haben es so gelernt, dass man seinen Teller leer isst, und tatsächlich etwas übrig zu lassen, fällt oft schwer. Deshalb nimm dir zunächst eine kleine Portion, immer mit dem Wissen, du darfst dir so oft nachnehmen, wie du möchtest. Wenn du drei kleine Teller isst, dann hast du nicht nur das Gefühl, dass es von der

Menge her mehr ist, sondern du gibst dir selbst auch die Zeit, wirklich zu merken, wann du satt bist. Wenn wir eine riesige Portion vor uns haben und vor allem wenn wir eher schnelle Esser sind, dann merken wir erst, wenn wir aufgegessen haben, dass wir übervoll sind. Bei kleineren Einzelportionen gibst du deinem Körper die Chance, dir bereits nach der zweiten Portion das Signal zu geben: Ich bin jetzt satt, du musst nichts mehr nachholen.

Ein Trick, den ich auch bei mir selbst gerne anwende, ist, den Teller zunächst je nach Gericht mit etwas Gemüse oder Blattsalat aufzufüllen und dann mein eigentliches Gericht darüberzugeben. Ich weiß, dieses »Alles-auf-einem-Teller« ist nicht jedermanns Sache, aber ich finde, gerade bei Pastagerichten schmeckt es nicht nur sehr lecker, sondern sorgt auch dafür, dass man sich die Illusion einer größeren Portion schafft und gleichzeitig mehr Gemüse und Mikronährstoffe zu sich nimmt.

Süßigkeiten

Das Schöne bei der intuitiven Ernährung ist ja, dass auch Süßigkeiten erlaubt sind. Wenn du aber jemand bist, der sich schwertut, dabei ein gesundes Maß zu halten, habe ich auch ein paar Tipps, wie es dir leichterfallen könnte: Ein so banaler Tipp, der aber einfach hervorragend funktioniert, ist: weniger kaufen, weniger essen. Mir geht es immer so, wenn ich weiß, dass die Süßigkeitenschublade prall gefüllt ist. Dann kreisen meine Gedanken ständig um die Schoki, die dort auf mich wartet. Wenn ich einfach nichts zu Hause habe, denke ich auch mal kurz daran, dass ein Stück Schokolade jetzt schön wäre, vergesse es aber dann meist sehr schnell wieder. Da ich aber doch meistens nach einem herzhaften Essen etwas Süßes möchte, versuche ich immer, direkt nach dem Essen einen kleinen Nachtisch zu essen. Dann bin ich sofort satt und zufrieden. Ein bisschen Joghurt mit Früchten, ein paar Datteln oder ein Schokoriegel, den man sich wie Pralinen in kleine Stücke schneidet, kombiniert mit ein bisschen geschnittenem Obst, sind super leckere und gesündere Nachtische.

18

Ein Leben in Balance

Vielleicht hast du im Laufe des Buches etwas mehr über dich selbst, deine Bedürfnisse, Ängste und Sorgen gelernt. Vielleicht hast du es bereits geschafft, die ein oder andere neue Gewohnheit in dein Leben zu integrieren, hast ein paar der Rezepte ausprobiert und dich mit deinen ganz persönlichen Themen intensiver auseinandergesetzt. Trotz allem bleibt am Ende wahrscheinlich noch die ein oder andere Frage offen. Was, wenn ich es nicht durchhalte? Was, wenn ich in alte Muster zurückfalle? Werde ich jetzt nie wieder emotional essen? Muss ich mich jetzt von allen negativen Einflüssen fernhalten? Woher weiß ich, wann mein persönliches Wohlfühlgewicht erreicht ist? Diese oder ähnliche Fragen spuken dir nun vielleicht noch im Kopf herum.

Natürlich kann ich hier nicht jede Eventualität durchspielen, aber ich möchte in diesem Kapitel gerne noch einmal zusammenfassen, was für mich eine erfolgreiche Ernährungsumstellung ausmacht und vor allem was ich persönlich in den letzten Jahren über Ernährung und vor allem auch über das Leben im Allgemeinen lernen durfte.

Ich glaube, dass es darum geht, sein Leben in Balance zu bringen. Aber was heißt jetzt genau Balance? Ständige Ausgeglichenheit und komplette Stressresistenz? Nein, absolut nicht. Ich bin der festen Überzeugung, dass alles im Übermaß und im Extremen ungesund ist. Die besten Absichten können ins Gegenteil umschlagen, wenn man es übertreibt. Das gilt nicht nur für Ernährung, sondern auch für Sport, Selbstfürsorge und viele andere Dinge im Leben. Ein Leben in Balance heißt für mich vor allem, das Leben so anzunehmen, wie es kommt. Nicht zu verbissen an die Dinge heranzugehen. Alles maßvoll zu konsumieren. Das Leben lässt sich nicht immer steuern und wir können auch nicht für alles eine betriebswirtschaftliche Kosten-Nutzen-Rechnung aufstellen: »Wenn ich heute x investiere, kommt morgen y raus.«

Ebenso funktioniert die intuitive Ernährung. Auch hier braucht es ein gesundes Maß zwischen Disziplin und Loslassen. Die Alternative zu extremem Kalorienzählen ist nicht, maßlos zu essen. Es braucht also gerade am Anfang natürlich ein gewisses Stück Disziplin. Langfristig möchten wir dahin kommen, dass wir es spüren, sobald wir satt sind. Wirst du aber von nun an als intuitiver Esser nie wieder mehr essen, als du brauchst? Wirst du nie wieder emotional oder ohne körperlichen Hunger essen? Garantiert nicht. Obwohl ich mich seit Jahren mit dem Thema beschäftige, kann ich dir sagen: Ja, auch ich esse manchmal emotional, auch ich esse manchmal einen zweiten Teller Nudeln und denke mir danach: »Na ja, eigentlich war ich ja satt, aber es war einfach zu lecker.« Das ist menschlich und passiert uns allen. Die Balance besteht nun aber darin, sich selbst diese Menschlichkeit hin und wieder zuzugestehen, nicht in Panik zu verfallen und sein ganzes Leben in Frage zu stellen. Behalte dir immer den Satz im Kopf: Jeder Tag ist wieder eine Chance, von vorne anzufangen. Das gilt auch, wenn du die letzten drei, fünf oder 14 Tage maßlos gegessen hast: Heute hast du die Chance, es anders zu machen.

Aber was ist denn nun dieses Wohlfühlgewicht? Wie der Name sagt, ein Gewicht, mit dem du dich wohlfühlst. Ein Gewicht, das du relativ leicht halten kannst, mit einer ausgewogenen Ernährung und moderater Bewegung. Dieses Gewicht kann beim einen bei 50 und beim anderen bei 80 Kilo liegen. Es kann sich über die Jahre hinweg ändern. Mit 50 wird es vielleicht ein anderes sein als mit 20. Wenn du plötzlich deine Leidenschaft für Kraftsport oder ein anderes sportliches Hobby entdeckst, ändert es sich vielleicht wieder. Das Wohlfühlgewicht ist weniger eine Zahl auf der Waage als vielmehr ein Lebensgefühl. Ein Gefühl, nicht mehr abhängig von äußeren Umständen zu sein. Die Sicherheit, dass man seinen Körper gut und liebevoll behandelt, ihn mit guten Lebensmitteln versorgt und dass er die Bewegung bekommt, die er braucht, um fit und stark zu sein. Der Zustand, mit sich selbst, seiner Ernährung und seinem Leben im Reinen zu sein.

Die Balance zieht sich durch alle Bereiche des Lebens. Hab keine Angst, dir etwas zuzutrauen, was dir im ersten Moment Angst macht. Unser Körper und unser Geist möchten gefordert werden. Aber verwechsle *fordern* nicht mit *überfordern*. Setze dir Ziele, die du auch erreichen kannst. Kleine Etappen. Nimm dir lieber vor, diese Woche jeden Tag 10.000 Schritte zu gehen, als in drei Monaten 30 Kilo abzunehmen. Setze dir Ziele, an denen du heute konkret arbeiten kannst. Wenn dein Ziel zu abstrakt, zu groß und zu weit weg ist, ist die Gefahr groß, dass du schnell wieder demotiviert aufgibst. Schaffe dir eine gesunde Balance zwischen Entspannung und Anspannung. Du musst nicht direkt deinen Job kündigen, um langfristig intuitiv leben zu können. Auch wenn dein Job sehr stressig und fordernd ist, versuche dir wenigstens in deinem Privatleben nicht zu viel vorzunehmen. Wir müssen einfach auch mal realistisch erkennen, dass wir nicht in jedem Bereich hundert Prozent geben können. Irgendwas wird immer zu kurz kommen. Je mehr wir dagegen ankämpfen, desto mehr kostbare Energie raubt uns das. Wenn du Mama bist mit einem Vollzeitjob, dann wirst du es wahrscheinlich nicht schaffen, jeden Tag den Haushalt perfekt zu führen. Wenn du gerade deine Bachelorarbeit schreibst, dann wirst du es wahrscheinlich nicht schaffen, Vollzeit zu arbeiten und jeden Tag Zeit mit deinen Freunden zu verbringen. Auch das ist Teil dieser Balance: zu akzeptieren, dass alles im Leben seine Zeit hat. Es gibt Zeiten mit Prüfungsstress, Zeiten für die Karriere, Zeiten, in denen du überwiegend für die Familie da bist, Zeit für die Beziehung und Zeit für dich selbst.

Betrachte diese Balance nicht zu kurzfristig. Nur weil du heute zum Beispiel den Spagat zwischen Familie und Job meistern musst, heißt das nicht, dass das dein ganzes Leben so bleiben muss. Versuche aus der Zeit das Beste zu machen und sei dir gewiss: Es kommen auch wieder Zeiten, in denen du dich selbst mehr zur Priorität machen kannst. Diese Illusion von dem komplett glücklichen, schlanken, fitten, erfolgreichen Supermenschen, die uns überall verkauft wird, musst du unbedingt aus deinem Kopf streichen. Du musst keinem Schönheitsideal entsprechen, um glücklich und liebenswert zu sein. Versuche den Blick immer wieder nach innen zu richten und dich zu erinnern: Alles, was du tust, tust du ganz alleine nur für dich, für deine Gesundheit und dein Wohlbefinden.

19

Abwechslung heißt das Zauberwort

Das Wichtigste kommt zum Schluss. Zum Ende des Buches möchte ich dir mein persönliches Erfolgsgeheimnis verraten. Natürlich habe ich diese ganzen Dinge nicht erfunden, aber ich habe sowohl beim Abnehmen als auch beim Halten meines Gewichts einiges herausgefunden, was für mich immer wunderbar funktioniert hat. »Na, warum erzählst du das denn jetzt erst?«, wirst du dich wahrscheinlich fragen. Ich habe das Buch bewusst für dich so aufgebaut, weil das Konzept der intuitiven Ernährung ein Auseinandersetzen mit Emotionen und Gewohnheiten voraussetzt, bevor man in die Umsetzung gehen kann. Hätte ich dir von Anfang an gesagt: »Mache das einfach so und so, ohne zu hinterfragen«, dann wären wir wieder bei der Fremdbestimmtheit einer herkömmlichen Diät. Viele Erkenntnisse musst du selbst gewinnen und viele Erfahrungen musst du auch selbst machen. Aber wenn ich dir eines sagen kann, dann: Abwechslung heißt das Zauberwort! Erinnerst du dich noch an das Kapitel *Gewohnheiten ändern* und warum es uns so schwerfällt, etwas dauerhaft zu ändern? Weil unser Gehirn Gewohnheiten liebt. Wir alle mögen in unserem Alltag gerne Gewohnheiten und Rituale. Warum? Weil es einfacher ist, es kostet uns weniger Energie. Wenn du einen neuen Job anfängst, dann kostet es dich viel mehr Energie, dich mit den neuen Abläufen vertraut zu machen und alle Kollegen kennenzulernen. Wenn du eine neue Sportart lernst oder nach langer Pause wieder mit Sport beginnst, dann ist das zunächst sehr anstrengend. Alles wie immer zu erledigen, kostet uns nicht viel Kraft und Aufwand. Nun wollen wir beim Abnehmen aber doch genau das, wir wollen Energie verbrennen, und um das zu tun, müssen wir unseren Körper und auch unseren Geist aus seiner Komfortzone herausholen.

Ich habe früher jahrelang auf dem Crosstrainer im Fitnessstudio trainiert, teilweise fünf bis sechs Mal die Woche bin ich 30–50 Minuten gelaufen und trotzdem konnte ich irgendwann keinerlei Erfolge oder Leistungssteigerung mehr feststellen. Irgendwann bin ich dann auf das HIIT-Training gestoßen, ein hochintensives Intervalltraining, bei dem kurze Sprinteinheiten ins Training eingebaut werden. Ich bin weder Sportwissenschaftler noch Fitnesstrainer, aber schon nach kurzer Zeit konnte ich eine Veränderung feststellen. Ich wurde fitter, hatte mehr Ausdauer und konnte mir auch die ein oder andere Leckerei mehr gönnen, ohne direkt zuzunehmen. Das Training beruht darauf, dass sich der Körper bei längeren Läufen an die Belastung anpasst, bei den hochintensiven Intervallen kann er das nicht. Er braucht nach dem Training auch viel länger, um den Puls wieder auf einen normalen Wert zu bringen, auch das verbrennt zusätzlich Energie. Ich würde das Training trotzdem nicht für Anfänger empfehlen, es erfordert schon eine gewisse Grundfitness und birgt auch ein paar Risiken. Lasse dich also unbedingt von einem erfahrenen Trainer beraten, bevor du loslegst.

Warum erzähle ich dir von dieser Erfahrung? Sie zeigt sehr gut, warum der Körper bei der Abwechslung zwischen Intensiv- und Ruhephase mehr verbrennt als bei einer gleichförmigen Bewegung. Ich bin keine Kraftsportlerin, aber auch da verhält es sich ähnlich. Wenn du vier Mal pro Woche exakt die gleiche Übung machst, immer mit dem gleichen Gewicht, dann wird auch das nicht von Erfolg gekrönt sein. Der Körper braucht immer eine kleine Herausforderung. Du erinnerst dich: fordern und nicht überfordern! Das gilt auch beim Sport. Ebenso ist es wichtig, auch die Sportart abzuwechseln. Auch ein passionierter Kraftsportler wird hin und wieder eine Cardio-Einheit einbauen und umgekehrt. Auch ein bis zwei Yoga- oder Pilates-Einheiten die Woche können sehr guttun, um Verspannungen und Verletzungen entgegenzuwirken oder vorzubeugen. Aber nicht nur körperlich ist diese Abwechslung wichtig, sondern auch für dein Wohlbefinden und deine Motivation. Gestalte dir dein Bewegungsprogramm abwechslungsreich, es soll Spaß machen und nicht langweilig werden. Nur so bleibst du langfristig dabei.

Das Konzept der Abwechslung bringt aber nicht nur sportlich den Erfolg, sondern natürlich auch in Bezug auf unsere Ernährung. Oft kommen Frauen zu mir in die Beratung, die schon einmal erfolgreich ein paar Kilo verloren haben, aber dann an einem Punkt angekommen sind, wo nichts mehr weitergeht. »Ich nehme einfach nicht mehr weiter ab, das verstehe ich nicht. Jetzt habe ich meine Kalorien schon so weit reduziert, esse nur noch 1200 Kalorien am Tag, und trotzdem nehme ich nichts ab.«

Erinnerst du dich noch, als ich dir im vorletzten Kapitel sagte, auch ich kann die Biochemie nicht ändern? Um abzunehmen, muss man mehr verbrennen, als man zu sich nimmt. Das stimmt natürlich, aber für viele heißt das dann im Umkehrschluss: Je weiter ich im Defizit bin, desto mehr nehme ich ab. Aber so funktioniert unser Körper nicht. Jeder von uns hat einen Grund- und einen Leistungsumsatz an Kalorien. Die besagten 1200 Kalorien decken bei den meisten Menschen, je nach Alter, Geschlecht, Größe, Gewicht und einigen anderen Faktoren, nicht einmal den Grundumsatz. Das ist die Energie, die dein Körper braucht, um lebensnotwendige Funktionen am Laufen zu halten. Wenn du ihm diese Energie nimmst, dann schaltet er in den Notfallmodus.

Denn auch hier gewöhnt sich der Körper sehr schnell an diesen Zustand. Er weiß, hier ist nichts zu holen, jeden Tag nur 1200 Kalorien, ich muss alles auf Sparflamme fahren. Das genau wollen wir aber nicht, wir wollen keinen Sparmodus, wir wollen den Powermodus, unser Körper soll sich ja über die Fettdepots hermachen, er soll ordentlich verbrennen, er soll Muskeln aufbauen, die zusätzlich Fett verbrennen, er soll stark, fit, gesund und leistungsfähig werden. Die gute Nachricht ist also: Du musst essen, um abzunehmen. Dein Körper braucht Nährstoffe, gute Kohlenhydrate, gesunde Fette und Proteine, sonst kann er nicht funktionieren. Hier kommt nun auch wieder die Abwechslung ins Spiel und eigentlich erledigt diese Abwechslung unser ganz normaler Alltag für uns. Es ist ja nun mal nicht jeden Tag Geburtstag oder Weihnachten, sprich, nicht jeden

Tag gibt es Plätzchen oder Torte im Übermaß. Wenn wir ein Leben in Balance führen, dann dürfen es für unseren Körper an einem Tag ruhig auch mal 1000 Kalorien mehr sein, als er braucht, und am nächsten Tag mal 1000 Kalorien weniger, die Gesamtbilanz ist hier entscheidend. Der Körper hat also keine Zeit, sich auf etwas einzustellen, weil es jeden Tag variiert. Evolutionsbedingt ist das in uns allen so angelegt. Wir müssen in der Geschichte gar nicht so weit zurückgehen, um uns die Ernährung der Steinzeitmenschen anzuschauen. Selbst die Generation unserer Großeltern kannte noch Phasen von Hunger – es ging darum, sich satt zu essen, wenn es etwas gab, und dann damit auch mal eine längere Zeit auszukommen.

In den letzten Jahren ist intermittierendes Fasten sehr populär geworden und für viele der Schlüssel zum Abnehmerfolg. Das 16:8-Konzept beruht darauf, dass 16 Stunden gefastet und nur in einem Zeitfenster von acht Stunden Nahrung aufgenommen wird. Ich selbst praktiziere das Intervallfasten auch an einigen Tagen in der Woche. Aber auch das mache ich intuitiv und nicht mit der Stoppuhr. Oft fällt es mir leicht, bis mittags nichts zu essen, es tut meinem Körper gut, wenn er Zeit hat, die aufgenommene Nahrung in Ruhe zu verdauen, ohne dass ständig etwas nachgeschoben wird. An manchen Tagen stehe ich aber um fünf Uhr morgens auf und habe Hunger und das Gefühl, Energie zu brauchen, dann verwehre ich meinem Körper sein Frühstück natürlich nicht. Du siehst, die intuitive Ernährung ist also durchaus auch mit anderen Ernährungskonzepten kombinierbar. Eine der schlimmsten Ernährungskatastrophen, die uns meiner Meinung nach in den letzten Jahren überrollt haben, ist die Snack- und To-go-Welle. Die meisten Menschen haben ja heute Angst, im Auto zu verhungern, und können den Zehn-Minuten-Weg zur Arbeit nur mit einem XXL-Kaffeebecher in der Hand und einer Tüte voll Snacks bestreiten. Mal davon abgesehen, dass Genuss und Esskultur komplett auf der Strecke bleiben, wenn wir unseren überzuckerten Karamell-Cappuccino aus einem labbrigen Plastikbecher trinken – unser Körper ist auch nicht fürs Snacken gemacht. Frag mal deine Oma, welche Snacks sie sich so gerne einpackt. Du wirst wahrscheinlich auf Unverständnis stoßen. Früher hat man sich bei Tisch satt gegessen und konnte es auch mal aushalten, bis zum Abendessen etwas Hunger zu haben. Viele haben Angst vor Heißhunger. Dem Körper Energie und Nährstoffe vorzuenthalten, bis er irgendwann Heißhunger entwickelt, ist natürlich nicht gut, aber es ist nicht dasselbe, als wenn du mal eine Stunde auf die nächste Mahlzeit warten musst. Der Körper braucht Zeit zum Verdauen und genau darauf beruht das Konzept des intermittierenden Fastens. Aber auch hier finde ich es gut, abzuwechseln. Der Körper weiß nicht, ob es morgen direkt Frühstück oder erst mittags etwas gibt. Evolutionsbedingt funktionieren wir so. Die Menschen in der Steinzeit wussten nie so genau, wann sie das nächste Mammut erlegen und damit wieder an Nahrung kommen. Aber auch die Menschen damals haben sich sehr vielseitig ernährt. Dadurch, dass sie Jäger und vor allem aber auch Sammler waren, nahmen sie eine sehr große Vielfalt an Nüssen, Pflanzen und Saaten zu sich.

Das Geheimnis einer gesunden Ernährung ist meiner Meinung nach: vielfältig essen. So wird der Körper optimal mit allen Nährstoffen versorgt. Nun müssen wir uns heute unser Essen nicht mehr sammeln, wir kaufen es einfach im

Supermarkt und da kommen wieder die ganzen Versuchungen ins Spiel. Auch hier kann ich dir wieder raten, regionale und saisonale Lebensmittel zu bevorzugen. Wir müssen nämlich nicht an einem Tag von der Erdbeere bis zu Spargel und Weißkohl alles einmal essen, um unseren Nährstoffbedarf zu decken. Es reicht, wenn wir das essen, was gerade saisonal verfügbar ist. Die Natur ist schlau und hat es für uns schon sehr gut eingerichtet, dass genau die Früchte und Gemüsesorten, die in der Saison geerntet werden können, auch genau die richtigen für unsere Bedürfnisse sind. Im Winter hält sie Süßes und Stärkehaltiges bereit, im Sommer eher leichtes Obst und Gemüse mit hohem Wasseranteil, um unseren erhöhten Wasserbedarf bei warmen Temperaturen zu decken. Zelebriere also ruhig die Jahreszeiten, die Abwechslung, die Vielfalt. Nimm dir ein Beispiel an der Natur, alles passiert in Zyklen, gleicht sich aus und passiert in seinem ganz natürlichen Fluss. Erst wenn wir Menschen zu sehr eingreifen, gerät dieser fragile Mechanismus aus dem Gleichgewicht. Genau das hat ein intuitives Leben zum Ziel, ein Leben in diesem natürlichen Fluss.

20

Schnelle und einfache Rezepte

Am Ende des Buches möchte ich dir noch ein paar schnelle und einfache Rezepte für jeden Tag zeigen. Du wirst sehen, frisch zu kochen macht Spaß und ist gar nicht so aufwändig, wie es zunächst scheint. Ich kann dir wirklich nur raten, in einen guten Mixer zu investieren. Damit kannst du zukünftig alle deine Soßen, Dips und Aufstriche selbst herstellen. Du sparst dir langfristig nicht nur Geld, sondern verzichtest zukünftig auch auf Zusatzstoffe, künstliche gehärtete Fette und versteckten Zucker. Und das Wichtigste: Selbstgemacht schmeckt's einfach immer am besten.

Die Rezepte sind fast alle pflanzlich. Du kannst sie nach Belieben abwandeln, aber ich möchte dir gerne zeigen, dass eine gesunde und überwiegend pflanzliche Ernährung alles andere als langweilig ist. Wenn dir die Rezepte gefallen und du noch mehr ausprobieren möchtest, wirst du sicher auch auf meinem YouTube-Kanal oder in meinem Rezepte-E-Book »Geiles Grünzeug für hungrige Bio-Bitches« fündig.

Die Rezepte sind alle sehr einfach, du musst dich nicht hundertprozentig an die Mengenangaben halten. Ich koche immer nach Gefühl, also keine Angst davor, selbst ein bisschen was auszuprobieren. Die Mengen sind alle ca. für zwei bis drei Personen ausgelegt, aber das kommt natürlich immer darauf an, wie hungrig die Personen sind.

Cremige Protein-Pastasoße

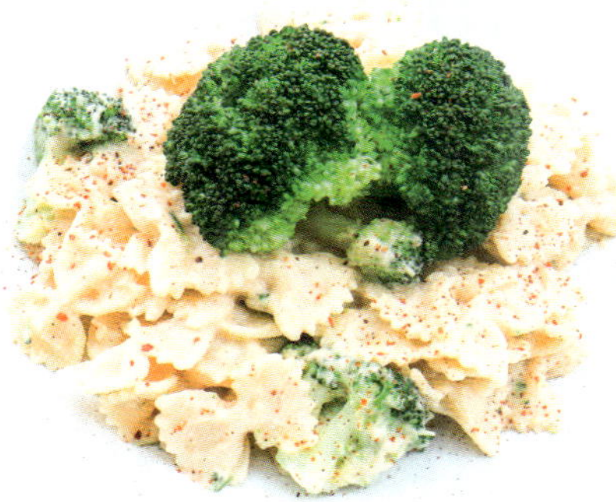

Diese leckere Soße ist unglaublich schnell und einfach zu machen. Sie kommt ganz ohne Sahne und Butter aus und ist vollgepackt mit pflanzlichem Protein. Ich esse die Soße am liebsten zu Pasta mit Brokkoli.

Du brauchst

- 1 Hand voll Blumenkohlröschen (vorgekocht)
- 2 EL Hefeflocken
- 1 TL Knoblauchpulver
- 250 g weiße Bohnen (vorgekocht)
- Salz/Pfeffer
- 300 ml Wasser

So geht's

Alles zusammen in den Mixer geben und zu einer cremigen Soße pürieren. Falls dir die Konsistenz zu dick erscheint, gib gerne etwas mehr Wasser dazu. Alles in einen Topf geben und fünf Minuten kurz aufkochen.

Vegane Bratensoße

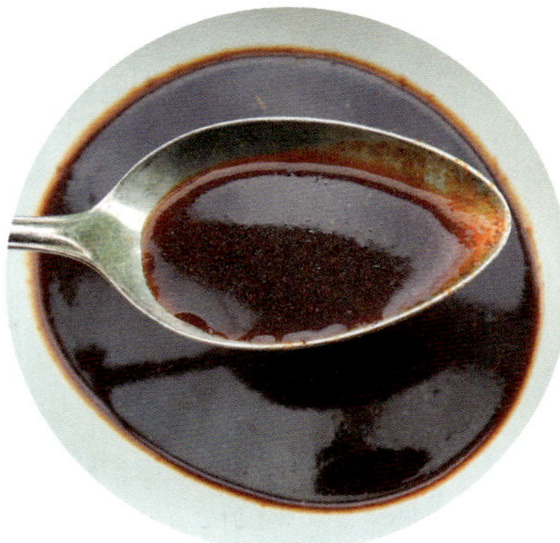

Gerade im Herbst/Winter liebe ich eine schöne herzhafte, dunkle Soße. Aber wer hat schon unter der Woche einfach mal Zeit, einen Braten zu machen? Außerdem ist die Soße natürlich perfekt geeignet für alle, die sich pflanzlich ernähren oder öfter mal auf Fleisch verzichten wollen und trotzdem Lust auf eine würzige Soße haben. Sie kommt komplett ohne Soßenbinder, Brühe oder sonstige Zusätze aus und ist im Gegensatz zur herkömmlichen Bratensoße deutlich leichter und kalorienärmer. Mein Tipp: Nimm dir einmal die Zeit, eine große Menge davon zuzubereiten, und friere dir die Soße portionsweise ein. Dazu schmecken besonders gut Kartoffeln, Rosenkohl und ein leckerer frischer Salat.

Du brauchst

- → 1 Zwiebel
- → 2 Zehen Knoblauch
- → 2 Karotten
- → ¼ Knolle Sellerie
- → 5 Champignons
- → 1 EL getrockneten Thymian
- → 1 Lorbeerblatt
- → 1 EL Paprikapulver
- → 1 EL Tomatenmark
- → 100 ml dunklen Balsamicoessig
- → 1 EL Kokosblütenzucker
- → 2 EL mittelscharfen Senf
- → Salz/Pfeffer
- → 2 EL Bratöl
- → ca. 600 ml Wasser

So geht's

Die Zwiebeln, das Gemüse und den Knoblauch grob hacken und mit dem Öl scharf anbraten. Den Zucker und das Tomatenmark dazugeben und karamellisieren lassen – aber aufpassen, dass es nur leicht braun und nicht zu dunkel wird.

Die Gewürze dazugeben, kurz anrösten und dann alles mit dem Balsamico ablöschen, kurz einreduzieren lassen und dann Wasser, Senf, Salz und Pfeffer nach Geschmack dazugeben. Anschließend 20 Minuten ohne Deckel einkochen lassen und immer wieder gut durchrühren.

Wenn dir die Soße zu dick erscheint, kannst du einfach immer wieder nach Bedarf noch etwas Wasser dazugeben. Wenn das Gemüse richtig weich und die Soße gut eingekocht ist, alles durch ein feines Sieb streichen. Die Soße zurück in den Topf geben und noch mal kurz aufkochen.

Radieschen-Senf-Salat

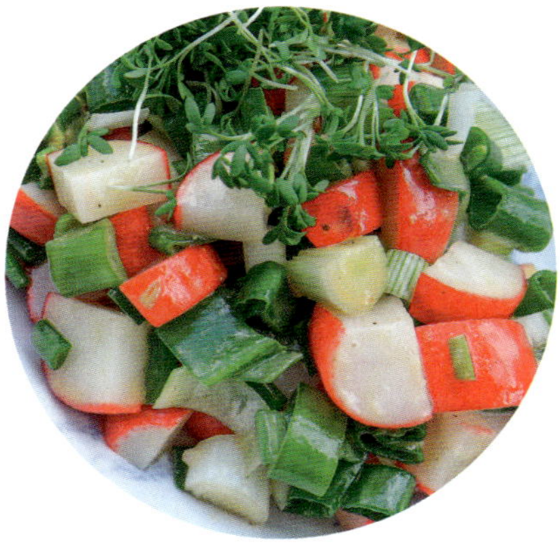

Hierbei handelt es sich um einen richtigen Powersalat. Die Senföle in den Radieschen und der Kresse wirken antibakteriell, antiviral und entzündungshemmend. Außerdem lässt sich der Salat sehr gut vorbereiten und schmeckt als leichtes Mittagessen im Büro genauso lecker wie als Beilage zu einem deftigen Hauptgericht.

Du brauchst

- → 1 Bund Radieschen
- → 2 Lauchzwiebeln
- → 2 Stangen Staudensellerie
- → 1 EL Senf
- → 1 EL Olivenöl
- → 1 EL Apfelessig
- → 1 EL Erythrit oder Honig
- → Salz/Pfeffer
- → Kresse zum Garnieren

So geht's

Das Gemüse putzen und klein hacken. Für das Dressing den Senf mit dem Olivenöl, Apfelessig und Erythrit vermischen, eventuell etwas Wasser dazugeben und alles über das Gemüse geben. Vor dem Servieren mit Kresse garnieren.

Curry-Mango-Dip

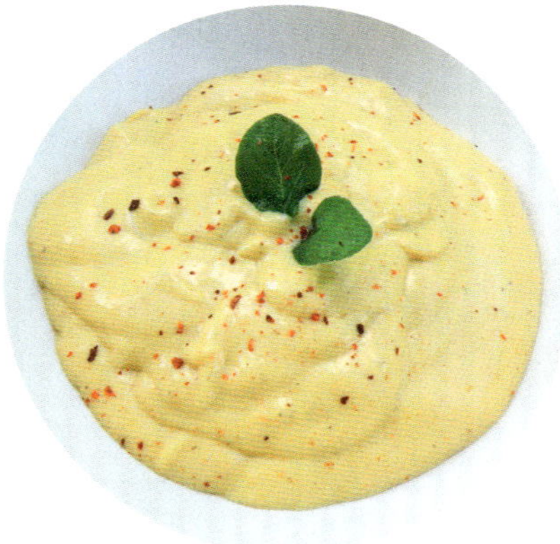

Die Soße ist die perfekte Kombi aus süß und würzig. Ich esse sie am Liebsten zu Fisch und Gemüse und auch im Sommer ist sie ein gerne gesehener Gast auf jeder Grillfeier.

Du brauchst

- ➔ 1 Mango (frisch oder gefroren)
- ➔ 1 Hand voll Cashew-Nüsse
- ➔ 1 EL Kokosjoghurt (natürlich geht auch normaler Joghurt)
- ➔ ½ TL Currypulver
- ➔ ½ TL Chiliflocken
- ➔ Salz/Pfeffer

So geht's

Alles zusammen in den Mixer geben und pürieren, bis eine cremige Konsistenz erreicht ist.

Scrambled Tofu

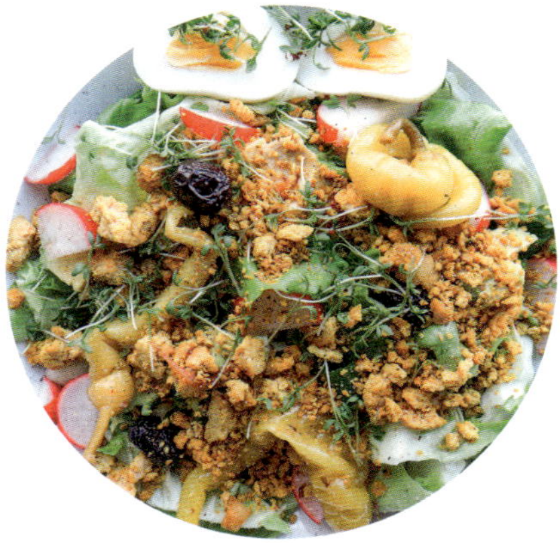

Dieses Gericht ist nicht nur eine tolle pflanzliche Alternative zum klassischen Rührei – es lässt sich auch wunderbar vorbereiten. Einfach in einer Box im Kühlschrank aufbewahren und man hat immer ein leckeres, gesundes und proteinreiches Topping für Salate, Sandwiches oder Pastagerichte.

Du brauchst

- → 200 g Tofu
- → 1 EL Kurkuma
- → ½ TL Paprikagewürz
- → 1 EL Olivenöl
- → Salz/Pfeffer

So geht's

Den Tofu gut abtrocknen und mit den Händen oder einer Gabel grob zerkrümeln. Die Gewürze untermischen und alles auf mittlerer Hitze im Olivenöl anbraten.

Blaubeer-Crumble

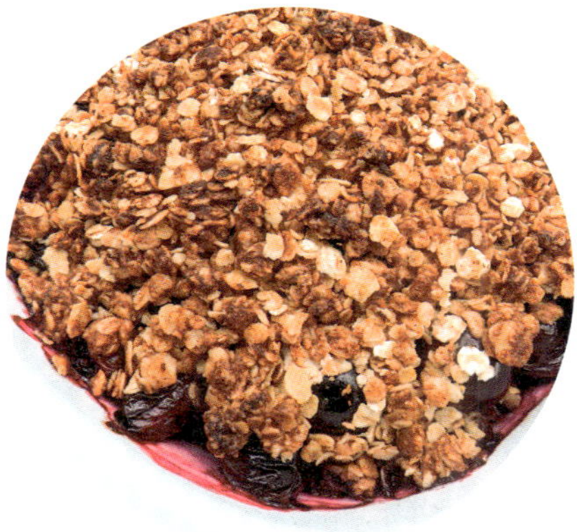

Der Blaubeer-Crumble schmeckt natürlich warm direkt aus dem Backofen besonders lecker. Perfekt dazu passt ein Löffel selbstgemachte Nicecream. Für die Nicecream pürierst du einfach gefrorene Banane so lange, bis ein cremiges Eis entsteht. Da der Crumble aber ganz ohne raffinierten Zucker auskommt, ist er auch ein tolles Frühstück. Einfach in den Kühlschrank geben und am nächsten Morgen zusammen mit Joghurt zum Frühstück genießen.

Du brauchst

- ➔ 800 g Blaubeeren (frisch oder tiefgefroren)
- ➔ 80 g Haferflocken
- ➔ 15 g Leinsamen (am besten geschrotet)
- ➔ 1 EL Kokosöl
- ➔ 1 EL Erythrit
- ➔ 1 TL Zimt (am besten Ceylon, der ist bekömmlicher)

So geht's

Die Blaubeeren in eine Auflaufform geben. Das Kokosöl schmelzen und mit den restlichen Zutaten gut vermischen, über die Blaubeeren geben und bei 200 Grad ca. 20 Minuten backen, bis die Haferflocken goldbraun sind.

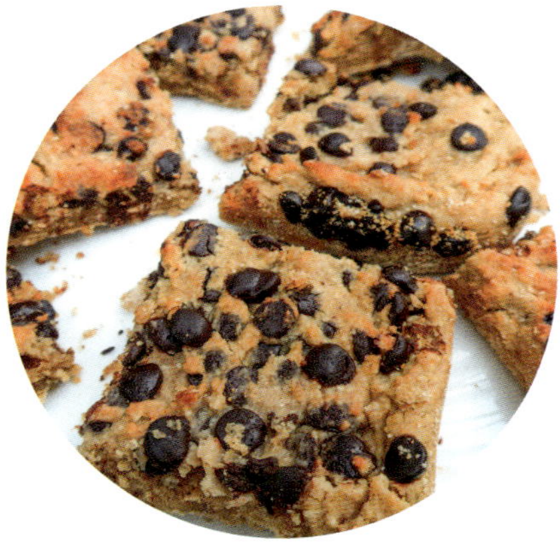

Die warmen Blondinen aus dem Ofen sind besonders verlockend, ich weiß. Aber besonders lecker und saftig sind sie, wenn man sie mindestens über Nacht in einer Box im Kühlschrank aufbewahrt. Sie sind nicht nur ein leckerer Nachtisch, sondern auch ein super proteinreicher Snack nach dem Sport. Wenn du Reis oder Erbsenproteinmehl zu Hause hast, kannst du damit auch super das Dinkelmehl ersetzen.

Du brauchst

- 400 g gekochte Kichererbsen
- 4 EL Mandelmus
- 2 EL Erythrit oder 4 Datteln
- 1 EL Dinkelvollkornmehl
- ca. 50 ml Mandelmilch
- 1 Hand voll zuckerfreie Schokodrops oder Kakaonibs

So geht's

Alle Zutaten bis auf die Schokodrops in den Mixer geben und zu einem glatten Teig pürieren. Wenn der Teig zu fest ist, gerne noch etwas mehr Mandelmilch dazugeben. Die Schokodrops unterheben und alles in einer gefetteten Brownieform bei 200 Grad ca. 20 Minuten backen. Wenn die Blondies etwas abgekühlt sind, kannst du sie in Stücke schneiden und im Kühlschrank einige Tage aufbewahren.

Tomate-Basilikum-Hummus

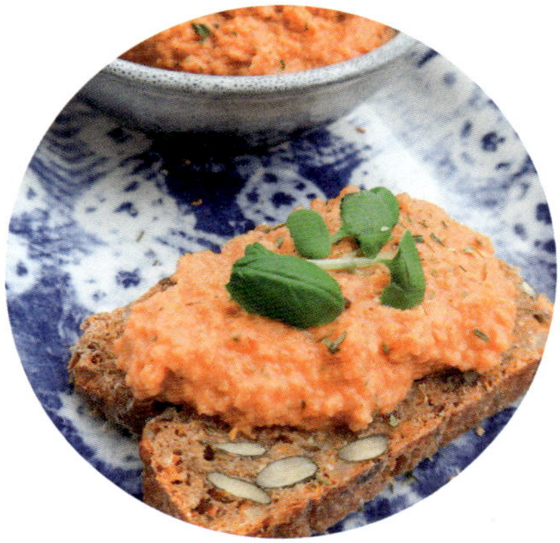

Ich liebe Hummus in allen Varianten, von der klassischen mit Sesammus und Kreuzkümmel bis zur Rote-Beete- oder Kurkuma-Variante. Diese mediterrane Version mag ich besonders gerne im Sommer zu Grillgemüse und frischem Brot.

Du brauchst

- 400 g Kichererbsen
- 1 Hand voll getrocknete Tomaten (am besten ohne Öl)
- 1 TL Basilikum, getrocknet
- 1 EL Olivenöl
- Salz/Pfeffer

So geht's

Alles zusammen in den Mixer geben und zu einer cremigen Masse pürieren. Wenn dir der Hummus zu fest erscheint, kannst du einfach noch etwas Wasser oder ein bisschen mehr Öl dazugeben. (Falls deine getrockneten Tomaten schon in Öl eingelegt sind, dann lasse sie gut abtropfen. Das Olivenöl brauchst du dann nicht mehr.)

Herzhafter Kidneybohnen-Aufstrich

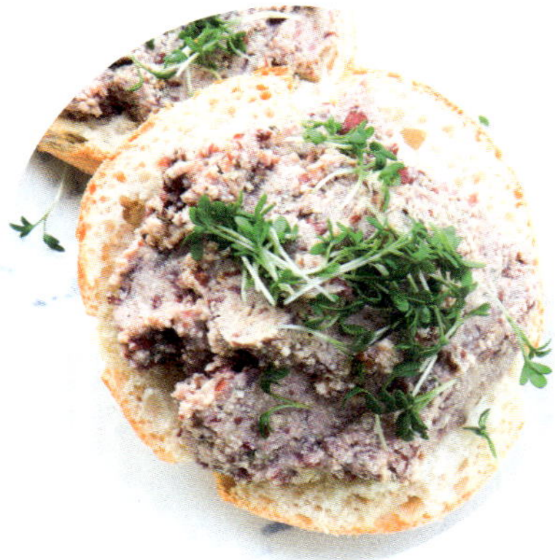

Egal, ob etwas gröber oder fein püriert, dieser Aufstrich schmeckt richtig würzig und herzhaft und hat schon den ein oder anderen Fleischliebhaber überzeugt.

Du brauchst

- 200 g gekochte Kidneybohnen
- 100 g Räuchertofu (bekommst du in jedem Bioladen)
- 1 El getrockneten Majoran
- ½ TL Knoblauchpulver
- Salz/Pfeffer
- evtl. etwas Wasser

So geht's

Alles zusammen in den Mixer geben und bis zur gewünschten Konsistenz pürieren.

Rucola-Pesto

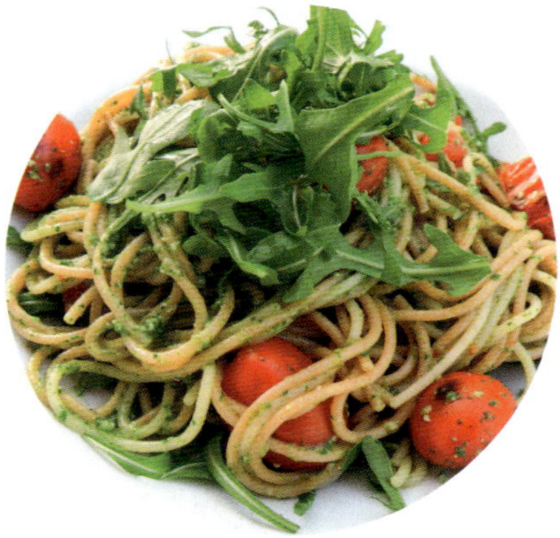

Pesto kann man so einfach und schnell selbst herstellen und immer wieder neu abwandeln. Ich mache immer gleich eine große Menge und friere es portionsweise in Eiswürfelförmchen ein. So habe ich immer eine schnelle, leckere und gesunde Soße für meine Pasta.

Hefeflocken können ein wunderbarer, leichter Ersatz für Parmesan sein. Sie schmecken würzig und leicht nach Käse. Damit lassen sich viele Speisen pimpen und du sparst dir ein paar Kalorien, ohne dass der Geschmack darunter leidet. Du bekommst sie mittlerweile in jedem Biomarkt.

Du brauchst

- 1 Hand voll Cashew-Kerne
- 1 Bund Rucola
- 1 EL Hefeflocken
- 1 Knoblauchzehe
- 50 ml Olivenöl

So geht's

Alles zusammen zu einem cremigen Pesto pürieren.

Hummus-Nudelsalat

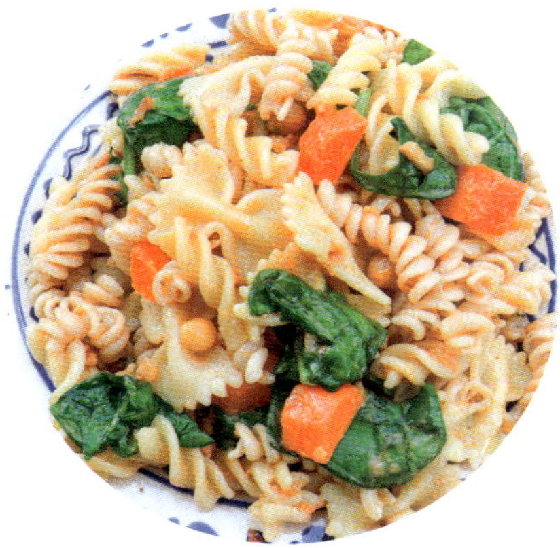

Diesen Salat kannst du super am Abend vorher vorbereiten, um ihn mit in die Arbeit zu nehmen. Gib den Spinat einfach fertig gewaschen in eine separate Box und mische ihn kurz vorher unter. So bleibt er schön knackig.

Du brauchst

- 3 EL Hummus
- 1 Hand voll frischen Babyspinat
- 280 g Dinkelpasta
- 100 ml Zitronensaft
- 4 Karotten
- 150 g gekochte Kichererbsen
- Salz/Pfeffer

So geht's

Die Karotten schälen, in Stücke schneiden und zusammen mit der Pasta gar kochen und abkühlen lassen. Die restlichen Zutaten bis auf den Spinat vermischen und zur Pasta geben. Den Spinat erst kurz vor dem Servieren dazugeben, damit er nicht zusammenfällt.

Gefüllte Aubergine

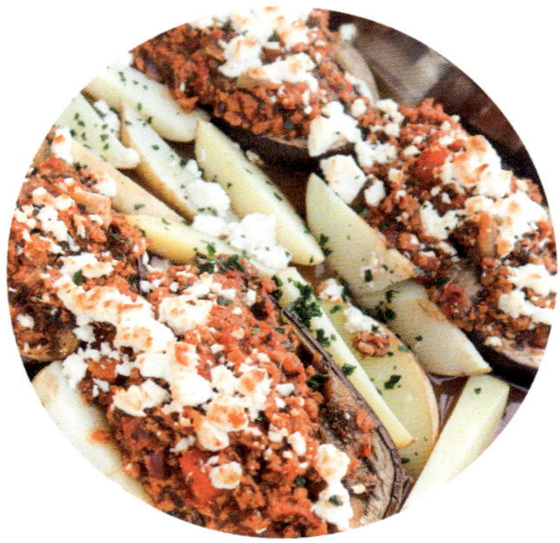

Dieses traditionelle Gericht der türkischen Küche schmeckt auch in der fleischlosen Variante köstlich. Ich liebe die Kombination aus Zimt, Kreuzkümmel und der leichten Säure der Tomatensoße. Durch die Sojaschnetzel ist es auch in der pflanzlichen Variante ein proteinreiches Gericht, das lange satt hält. Wenn du Soja nicht magst oder verträgst, kannst du es einfach durch vorgekochte Linsen ersetzen – auch diese Kombination schmeckt sehr lecker. Wir essen dazu gerne noch einen frischen Salat und ein bisschen Naturjoghurt.

Du brauchst

- ➔ 150 g Sojaschnetzel (alternativ kannst du das Gericht auch mit Linsen zubereiten)
- ➔ 2 Dosen gehackte Tomaten
- ➔ 1 Zwiebel
- ➔ 1 Zehe Knoblauch
- ➔ 1 EL Olivenöl
- ➔ 4 große Kartoffeln
- ➔ 2 große Auberginen
- ➔ ½ TL Kreuzkümmel
- ➔ ½ TL Zimt
- ➔ 1 TL Köfte-Gewürz
- ➔ Salz/Pfeffer
- ➔ optional: 150 g Feta
- ➔ Petersilie zum Garnieren

So geht's

Die Auberginen halbieren und das helle Fleisch rautenförmig einschneiden, mit etwas Salz bestreuen und 15 Minuten ziehen lassen. Die Sojaschnetzel nach Packungsanweisung einweichen und gut abtropfen lassen. Die Auberginen in eine Auflaufform geben und ca. 10–15 Minuten (je nach Größe) bei 200 Grad backen. Wenn das Fleisch weich genug ist, vorsichtig mit dem Löffel entfernen, klein hacken und zur Seite stellen.

Die Kartoffeln gut waschen und in grobe Stücke schneiden (du kannst sie schälen, ich persönlich lasse die Schale gerne dran). Die Zwiebel und den Knoblauch fein hacken und zusammen mit dem Olivenöl bei mittlerer Hitze glasig dünsten. Die Sojaschnetzel und die Gewürze dazugeben und kurz anrösten. Die Pizzatomaten dazugeben und ca. zehn Minuten einkochen lassen. Dann das Auberginenfleisch dazugeben und alles gut vermischen. Die ausgehöhlten Auberginenhälften mit der Soße füllen, die Soße darf hier auch gerne etwas überlaufen.

Die Kartoffelstücke in der Form verteilen und etwas salzen. Wenn du möchtest, kannst du jetzt noch den Feta darüberkrümeln, das Gericht schmeckt aber auch in der komplett veganen Variante sehr lecker. Alles bei 200 Grad für ca. 20 Minuten backen, bis die Kartoffeln durch sind. Kurz vor dem Servieren kannst du noch frisch gehackte Petersilie darüberstreuen – das gibt dem Ganzen noch eine leckere, frische Note.

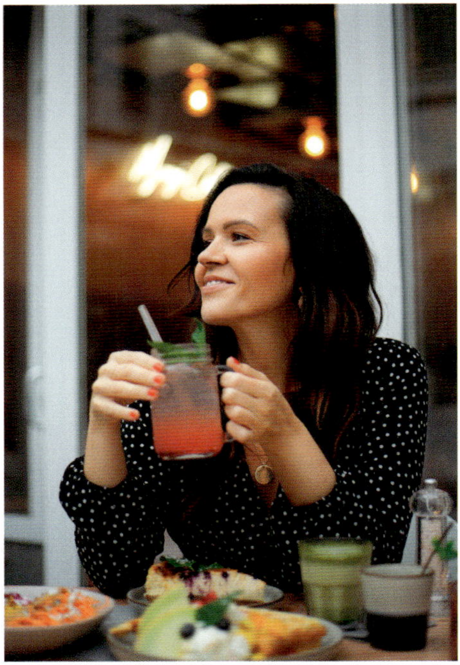

Resi ist ganzheitliche Ernährungsberaterin, Entspannungstrainerin und Achtsamkeitscoach. Nachdem sie selbst 50 Kilo Gewicht verlor, sich irgendwann in einem Teufelskreis aus Kalorienzählen und Selbstzweifeln wiederfand und schließlich ihren Weg zu einer intuitiven und achtsamen Lebensweise einschlug, entschloss sie sich, ihre Leidenschaft zum Beruf zu machen. Sie arbeitet als Coach und Beraterin, hält Vorträge zum Thema intuitive Ernährung und Stressmanagement und teilt auf ihrem YouTube-Kanal »Resi Random« mit über 7 Millionen Videoaufrufen regelmäßig Tipps zu einer gesunden Lebensweise.

Mehr Infos zu Terminen, Kursen & Vorträgen findest du auf https://www.instagram.com/resirandom